针灸穴位别名速查手册

李顺保　王立群　编著

學苑出版社

图书在版编目(CIP)数据

针灸穴位别名速查手册 / 李顺保，王立群编著. —北京：学苑出版社，2008.12(2010.2 重印)
ISBN 978-7-5077-3199-6

Ⅰ.针… Ⅱ.①李…②…王 Ⅲ.针灸疗法-穴位-手册
Ⅳ.R224.2-62

中国版本图书馆 CIP 数据核字(2008)第 187884 号

责任编辑：付国英　陈　辉
出版发行：学苑出版社
社　　址：北京市丰台区南方庄 2 号院 1 号楼
邮政编码：100079
网　　址：www.book001.com
电子信箱：xueyuan@public.bta.net.cn
销售电话：010-67675512、67678944、67601101(邮购)
经　　销：新华书店
印 刷 厂：北京市广内印刷厂
开本尺寸：850×1168　1/32
印　　张：13.875
字　　数：200 千字
印　　数：3001—6000 册
版　　次：2009 年 1 月第 1 版
印　　次：2010 年 2 月第 2 次印刷
定　　价：26.00 元

前　言

凡工于针灸者，必精于穴位。医籍所载穴位名称名目繁多，有同穴异名者，有同名异穴者，应用之时莫衷一是。针灸穴位别名大多为时代变迁、典籍各异所致，少数因古体字、异体字之区别而生，极个别则系抄写之笔误，由此给阅读、钻研医籍和临床应用带来诸多不便，我等编撰《针灸穴位别名速查手册》，即希冀为针灸者提供指南。

本书穴位别名 1059 个，均搜集于众多中医典籍，集腋成裘。所收录穴位别名量为各医籍之最，并标明出处。有一穴一名者，有一穴多名者，皆列于正名条中，其别名又分条单列，便于查找。

穴位名称的正名取之于《中华人民共和国国家标准经穴部位 GB12346－90》（1991 年 1 月 1 日实施），其中十四经穴名共 361 个、经外穴名 48 个。无国家标准经外穴名共 25 个，取之于中医院校《针灸学》教材。为保本书之完整性，有正名无别名者一并收入。

为避免穴位别名之间的歧义，本书均标明穴位国家标准位置，因此本书亦可作穴位定位搜索之用，可谓一书两用也。

本书附有针灸穴位图谱（图谱上穴位为正名，可依条目正名查找），图文并茂，重于实用。

为查找方便和提高查找速度，本书按穴位名笔画排列，并在穴位名左侧附编号。书后附穴位名的汉语拼音排列索引。

因我们水平所限，错误难免，祈求读者指正！

海陵主任医师李顺保丁亥年七月七夕

金城黄河之阴苕花斋

总 目 录

凡　例

一、本手册集穴位名 1518 个，其中含穴位别名（异名）1059 个，正名：十四经穴 361 个，经外穴名 48 个，无国家标准穴名 50 个。

二、穴位别名取之于 130 种古今医籍，穴位正名取之于《中华人民共和国国家标准经穴部位 GB123456—90》，无国家标准化经穴名取之于中医院校《针灸学》教材。

三、穴位别名按【出处】、【正名】内容排列。穴位正名按【出处】、【别名】、【归经】、【位置】四项内容排列。

1. 穴位【位置】均依据国家标准经穴部位论述，又可作穴位标准位查找之用。

2. 穴位名称后为汉语拼音名称，（　）内为英文缩写及编号。

3. 缩写说明。

LU（Points of Lung Meridian of Hand-Taiyin，手太阴肺经穴）

LI（Points of Large Intestine Meridian of Hand-Yangming，手阳明大肠经穴）

ST（Points of Stomach Meridian of Foot-Yangming，足阳明胃经穴）

SP（Points of Spleen Meridian of Foot-Taiyin，足太阴脾经穴）

HT（Points of Hart Meridian of Hand-Shaoyin，手少阴心经穴）

SI（Points of Small Intestine Meridian of Hand-Taiyang，手太阳小肠经穴）

BL（Points of Bladder Meridian of Foot-Taiyang，足太阳膀胱经穴）

KI（Points of Kidney Meridian of Foot-Shaoyin，足少阴肾经穴）

PC（Points of Pericardium Meridian of Hand-Jueyin，手厥阴心包经穴）

SJ（Points of Sanjiao Meridian of Hand-Shaoyang，手少阳三焦经穴）

GB（Points of Gallbladder Meridian of Foot-Shaoyang，足少阳胆经穴）

LR（Points of Liver Meridian of Foot-Jueyin，足厥阴肝经穴）

DU（Points of Du Meridian，督脉穴）

RN（Points of Ren Meridian，任脉穴）

EX（Standard Location of Extra Points，经外穴）

EX-HN（Points of Head and Neck，头颈部穴）

EX-CA（Points of Chest and Abdomen，胸腹部穴）

EX-B（Points of Back，背部穴）

EX-UE（Points of Upper Extremities，上肢穴）

EX-LE（Points of Lower Extremities，下肢穴）

四、凡穴位别名及无国家标准经外奇穴，皆无国家标准经穴部位英文缩写及编号。

五、书后附有针灸穴位图谱（穴位名为正名）。

六、为便于迅速查找，本手册编排按穴位名的汉字笔画，书后附“穴位名汉语拼音索引”。

穴位名汉字笔画目录

二　画

三　画

四　画

五 画

六 画

七 画

八 画

九 画

十　画

十一画

十二画

十三画

十四画

十五画

十六画

十七画

十八画

十九画

二十一画

二十三画

二　画

0001 **二白** Èrbái（EX-UE2）

【出处】《扁鹊神应针灸玉龙经》："在掌后横纹上四寸，两穴对并，一穴在肋中间，一穴在大肋外。"

【归经】属经外奇穴。

【位置】在前臂掌侧，腕横纹上 4 寸，桡侧腕屈肌腱的两侧，一侧 2 穴。

0002 **二间** Èrjiān（LI2）

【出处】《灵枢·本输》："溜于本节之前二间。"

【别名】间谷（《针灸甲乙经》）、周谷（《针灸经穴学》）、闻谷（《西方子明堂灸经》）。

【归经】属手阳明大肠经，是手阳明大肠经荥穴。

【位置】微握拳，在手食指本节（第二掌指关节）前，桡侧凹陷处。

0003 **十七椎** Shíqīzhuī（EX-B8）

【出处】《千金翼方》："灸转胞法，……第十七椎灸五十壮。"

【别名】十七椎下、腰孔（《针灸经外奇穴图谱》）。

【归经】属经外奇穴。

【位置】在腰部，当后正中线上，第五腰椎棘突下。

0004 **十七椎下** Shíqīzhuīxià

【出处】《针灸经外奇穴图谱》。

【正名】十七椎，见1页0003号。

0005 **十王** Shíwáng

【出处】《针灸经外奇穴治疗诀》："十王穴，在手十指爪甲后正中赤白肉际。"

【归经】属经外奇穴。

【位置】手十指背侧，指甲根中点向皮肤部移行约0.1寸处。

0006 **十五椎** Shíwǔzhuī

【出处】《针灸经外奇穴图谱》。

【正名】下极俞，见12页0050号。

0007 **十宣** Shíxuān（EX-UE11）

【出处】《针灸大成》："十宣十穴，在手十指头上，去爪甲一分。"

【别名】鬼城、手十指头、手十指端（《备急千金要方》）。

【归经】属经外奇穴。

【位置】在手十指尖端，距指甲游离缘0.1寸（指寸），左右共十穴。

0008 **八风** Bāfēng（EX-LE10）

【出处】《针灸大成》："在足五趾岐骨间。"

【别名】八冲（《备急千金要方》）、阴独八穴（《针灸集成》）。

【归经】属经外奇穴。

【位置】在足背侧，第一至第五趾间，趾蹼缘后方赤白肉际处，一侧 4 穴，左右共 8 穴。

0009 **八辽窬** Bāliáoyú

【出处】《医心方》。

【正名】小肠俞，见 34 页 0157 号。

0010 **八邪** Bāxié（EX-UE9）

【出处】《医经小学》："八邪八穴，手十指岐缝中是。"

【别名】手十指间（《素问·刺疟篇》）、八关大刺（《景岳全书》）、八关（《素问病机气宜保命集》）。

【归经】属经外奇穴。

【位置】在手背侧，微握拳，第一至第五指间，指蹼缘后方赤白肉际处，左右共 8 穴。

0011 **八关** Bāguān

【出处】《素问病机气宜保命集》。

【正名】八邪，见 3 页 0010 号。

0012 **八关大刺** Bāguāndàcì

【出处】《景岳全书》。

【正名】八邪，见3页0010号。

0013 **八冲** Bāchōng

【出处】《备急千金要方》。

【正名】八风，见3页0008号。

0014 **人中** Rénzhōng

【出处】《肘后备急方》。

【正名】水沟，见91页0419号。

0015 **人迎** Rényíng（ST9）

【出处】《灵枢·本输》："次任脉侧之动脉，足阳明也，名曰人迎。"

【别名】天五会（《针灸甲乙经》）、五会（《铜人腧穴针灸图经》）。

【归经】属足阳明胃经。

【位置】在颈部，结喉旁，当胸锁乳突肌的前缘，颈总动脉搏动处。

0016 **人横** Rénhéng

【出处】《西方子明堂灸经》。

【正名】大横，见24页0110号。

三 画

0017 **三毛** Sānmáo

【出处】《素问・缪刺》。

【正名】大敦，见 23 页 0105 号。

0018 **三分闾** Sānfēnlǘ

【出处】《东医宝鉴》。

【正名】长强，见 82 页 0380 号。

0019 **三阳** Sānyáng

【出处】《针灸大全》、《针灸大成》。

【正名】百会，见 118 页 0535 号。

0020 **三阳五会** Sānyángwǔhuì

【出处】《史记・扁鹊仓公列传》。

【正名】百会，见 118 页 0535 号。

0021 **三阳络** Sānyángluò（SJ8）

【出处】《针灸甲乙经》："内伤不足，三阳络主之。"

【别名】通间（《素问・骨空论》王冰注）、通门

(《针灸聚英》)。

【归经】属手少阳三焦经。

【位置】在前臂背侧，腕背横纹上 4 寸，尺骨与桡骨之间。

0022 三阴交 Sānyījiāo（SP6）

【出处】《针灸甲乙经》:“湿痹不能行，三阴交主之。”

【别名】太阴、承命（《备急千金要方》）、大阴（《经穴汇解》）、下三里（《中国针灸学》）。

【归经】属足太阴脾经，是足太阴、足厥阴、足少阴经交会穴。

【位置】在小腿内侧，当足内踝尖上 3 寸，胫骨内侧缘后方。

0023 三里 Sānlǐ

【出处】《备急千金要方》。

【正名】手三里，见 78 页 0361 号。

0024 三里 Sānlǐ

【出处】《素问・针解篇》。

【正名】足三里，见 161 页 0733 号。

0025 三角灸 Sānjiǎojiǔ

【出处】《针灸学》“以患者两口角之间的长度为一

边，作等边三角形，将顶角置于患者脐心，底边呈水平线，两底角处是穴。”

【别名】疝气（《医宗金鉴·刺灸心法》）、脐旁（《针灸集成》）、三角灸法（《针灸腧穴索引》）。

【归经】属经外奇穴。

【位置】腹部，以顶角置于脐中的等边一口寸（患者两口角间距）的三角形，两底角处是穴。

0026 三角灸法 Sānjiǎojiǔfǎ

【出处】《针灸腧穴索引》。

【正名】三角灸，见 6 页 0025 号。

0027 三间 Sānjiān（LI3）

【出处】《灵枢·本输》：“注于本节之后三间。”

【别名】少谷（《针灸甲乙经》）、小谷（《古法新解会元针灸学》）、少骨（《外科大成》）。

【归经】属手阳明大肠经，是手阳明大肠经输穴。

【位置】微握拳，在手食指本节（第二掌指关节）后，桡侧凹陷处。

0028 三宋骨 Sānsònggǔ

【出处】《腧穴学概论》。

【正名】下腰，见 14 页 0063 号。

0029 **三宗骨** Sānzōnggǔ

【出处】《针灸集成》。

【正名】下腰，见 14 页 0063 号。

0030 **三结交** Sānjiéjiāo

【出处】《灵枢·寒热病》。

【正名】关元，见 142 页 0649 号。

0031 **三商** Sānshāng

【出处】《江西中医药》。

【正名】大指甲根，见 19 页 0088 号。

0032 **三椎** Sānzhuī

【出处】《神灸经纶》。

【正名】身柱，见 168 页 0764 号。

0033 **三焦俞** Sānjiāoshū（BL22）

【出处】《针灸甲乙经》："头痛，食不下，肠鸣胪胀，欲呕时泄，三焦俞主之。"

【别名】悬极输、大仓窬（《医心方》）。

【归经】属足太阳膀胱经，背俞之一，三焦之背俞穴。

【位置】在腰部，当第一腰椎棘突下，旁开 1.5 寸。

0034 **三焦募** Sānjiāomù

【出处】《素问·气府论》王冰注。

【正名】石门，见 97 页 0444 号。

0035 **三焦腧** Sānjiāoyú

【出处】《医心方》。

【正名】小肠俞，见 34 页 0157 号。

0036 **三管** Sānguǎn

【出处】《脉经》。

【正名】中脘，见 68 页 0314 号。

0037 **下三里** Xiàsānlǐ

【出处】《中国针灸学》。

【正名】三阴交，见 6 页 0022 号。

0038 **下三里** Xiàsānlǐ

【出处】《针灸集成》。

【正名】足三里，见 161 页 0733 号。

0039 **下巨虚** Xiàjùxū（ST39）

【出处】《千金翼方》："下廉，一名下巨虚。"

【别名】巨虚下廉（《灵枢·本输》）、下廉（《素问·针解》）、足下廉（《太平圣惠方》）、下林（《圣济总录》)、巨虚(《西方子明堂灸经》)。

【归经】属足阳明胃经。

【位置】在小腿前外侧，当犊鼻下 9 寸，距胫骨前缘一横指（中指）。

0040 **下气海** Xiàqìhǎi

【出处】《针灸学》。

【正名】气海，见 76 页 0351 号。

0041 **下风池** Xiàfēngchí

【出处】《针灸学》、《腧穴学》。

【正名】新设，见 301 页 1386 号。

0042 **下地仓** Xiàdìcāng

【出处】《针灸学》。

【正名】夹承浆，见 120 页 0544 号。

0043 **下关** Xiàguān（ST7）

【出处】《灵枢·本输》:“刺上关者，呿不能欠；刺下关者，欠不能呿”

【归经】属足阳明胃经，交会穴之一，足阳明、足少阳之会。

【位置】在面部耳前方，当颧弓与下颌切迹所形成的凹陷中。

0044 **下阴别** Xiàyīnbié

【出处】《素问·气府论》王冰注。

【正名】会阴，见136页0623号。

0045 **下纪** Xiàjì

【出处】《普济本事方》。

【正名】关元，见142页0649号。

0046 **下极** Xiàjí

【出处】《医宗金鉴》。

【正名】会阴，见136页0623号。

0047 **下极** Xiàjí

【出处】《针灸甲乙经》。

【正名】横骨，见312页1436号。

0048 **下极** Xiàjí

【出处】《难经·二十八难》杨玄操注。

【正名】长强，见82页0380号。

0049 **下极之俞** Xiàjízhīshù

【出处】《中国针灸学》。

【正名】下极俞，见12页0050号。

0050 **下极俞** Xiàjíshū（EX-B5）

【出处】《备急千金要方》："腹疾腰痛，……灸下极俞。"

【别名】下极之俞（《中国针灸学》）、十五椎（《针灸经外奇穴图谱》）。

【归经】属经外奇穴。

【位置】在腰部，当后正中线上，第三腰椎棘突下。

0051 **下言** Xiàyán

【出处】《针灸集成》。

【正名】气海，见 76 页 0351 号。

0052 **下肓** Xiàhuāng

【出处】《针灸甲乙经》。

【正名】气海，见 76 页 0351 号。

0053 **下肓** Xiàhuāng

【出处】《经脉发挥》。

【正名】关元，见 142 页 0649 号。

0054 **下林** Xiàlín

【出处】《圣济总录》。

【正名】下巨虚，见 9 页 0039 号。

0055 **下昆仑** Xiàkūnlún

【出处】《针灸资生经》。

【正名】昆仑，见 187 页 0854 号。

0056 **下都** Xiàdū

【出处】《奇效良方》。

【正名】中渚，见 69 页 0315 号。

0057 **下窌** Xiàliáo

【出处】《针灸甲乙经》。

【正名】下髎，见 15 页 0068 号。

0058 **下陵** Xiàlíng

【出处】《灵枢·本论》。

【正名】足三里，见 161 页 0733 号。

0059 **下陵三里** Xiàlíngsānlǐ

【出处】《灵枢·九针十二原》。

【正名】足三里，见 161 页 0733 号。

0060 **下脘** Xiàwǎn（RN10）

【出处】《针灸甲乙经》："食饮不化，入腹还出，下脘主之。"

【别名】幽门（《圣济总录》）、下管（《备急千金要方》、《脉经》）。

【归经】属任脉。

【位置】在上腹部，前正中线上，当脐中上2寸。

0061 **下渎** Xiàdú

【出处】《医学入门》。

【正名】中渎，见69页0316号。

0062 **下颐** Xiàyí

【出处】《中诰》。

【正名】唇里穴，见245页1130号。

0063 **下腰** Xiàyāo（EX-B）

【出处】《备急千金要方》："穴在八魁正中央脊骨上。"

【别名】三宗骨（《针灸集成》）、三宋骨（《腧穴学概论》）。

【归经】属经外奇穴。

【位置】骶部，于后正中线上骶部第2、3骶椎棘突中点取穴。

0064 **下廉** Xiàlián（LI8）

【出处】《针灸甲乙经》："溺黄，下廉主之。"

【别名】手下廉（《圣济总录》）。

【归经】属手阳明大肠经。

【位置】在前臂背面桡侧，当阳溪与曲池的连线上，肘横纹下 4 寸。

0065 **下廉** Xiàlián

【出处】《备急千金要方》。

【正名】下巨虚，见 9 页 0039 号。

0066 **下管** Xiàguǎn

【出处】《备急千金要方》、《脉经》。

【正名】下脘，见 13 页 0060 号。

0067 **下横** Xiàhéng

【出处】《神灸经纶》。

【正名】横骨，见 312 页 1436 号。

0068 **下髎** Xiàliáo（BL34）

【出处】《针灸甲乙经》："肠鸣泄注，下髎主之。"

【别名】下窌（《针灸甲乙经》）。

【归经】属足太阳膀胱经。

【位置】在骶部，当中髎下内方，适对第四骶后孔处。

0069 **大巨** Dàjù（ST27）

【出处】《针灸甲乙经》："偏枯，四肢不用，善惊，大巨主之。”

【别名】腋门（《针灸甲乙经》）、掖门（《外台秘要》）、液门（《医心方》）。

【归经】属足阳明胃经。

【位置】在下腹部，当脐中下 2 寸，距前正中线 2 寸。

0070 大中极 Dàzhōngjí

【出处】《针灸大全》。

【正名】关元，见 142 页 0649 号。

0071 大仓 Dàcāng

【出处】《灵枢·根结》。

【正名】中脘，见 68 页 0314 号。

0072 大仓窬 Dàcāngyú

【出处】《医心方》。

【正名】三焦俞，见 8 页 0033 号。

0073 大白 Dàbài

【出处】《灵枢·本输》。

【正名】太白，见 53 页 0245 号。

0074 大包 Dàbāo（SP21）

【出处】《灵枢·经脉》："脾之大络，名曰大包。"

【别名】大胞（《中国针灸学》）。
【归经】属足太阴脾经。
【位置】在侧胸部，腋中线，当第六肋间隙处。

0075 **大训** Dàxùn

【出处】《西方子明堂灸经》。
【正名】大敦，见 23 页 0105 号。

0076 **大冲** Dàchōng

【出处】《太平圣惠方》。
【正名】太冲，见 53 页 0246 号。

0077 **大阳** Dàyáng

【出处】《针灸大成》。
【正名】太阳，见 54 页 0247 号。

0078 **大阳** Dàyáng

【出处】《针灸全书》。
【正名】瞳子髎，见 318 页 1463 号。

0079 **大阴** Dàyīn

【出处】《针灸学》。
【正名】中都，见 68 页 0311 号。

0080 **大阴** Dàyīn

【出处】《经穴汇解》。

【正名】三阴交，见 6 页 0022 号。

0081 **大羽** Dàyǔ

【出处】《针灸甲乙经》。

【正名】强间，见 291 页 1347 号。

0082 **大肘尖** Dàzhǒujiān

【出处】《针灸经外奇穴图谱》。

【正名】肘尖，见 169 页 0771 号。

0083 **大肠俞** Dàchángshū（BL25）

【出处】《脉经》："大肠俞在背第十六椎。"

【别名】裂结窬（《医心方》）。

【归经】属足太阳膀胱经，背俞之一，大肠之背俞穴。

【位置】在腰部，当第四腰椎棘突下，旁开 1.5 寸。

0084 **大肠募** Dàchángmù

【出处】《千金翼方》、《外台秘要》。

【正名】天枢，见 41 页 0190 号。

0085 **大迎** Dàyíng（ST5）

【出处】《灵枢·寒热病》："臂阳明有入烦遍齿者，

名曰大迎，下齿龋取之。”

【别名】髓孔（《针灸甲乙经》、《外台秘要》）。

【归经】属足阳明胃经。

【位置】在下颌角前方，咬肌附着部的前缘，当面动脉搏动处。

0086 大杼 Dàzhù（BL11）

【出处】《灵枢·刺节真邪》：“取之于其天府、大杼三痏。”

【别名】背俞二穴（《素问·气穴论》王冰注）、百劳、百傍（《针灸全书》）、本神（《西方子明堂灸经》）、大俞（《灵枢·背俞》马莳注）、风府（《医心方》）。

【归经】属足太阳膀胱经，是手足太阳经交会穴，八会穴之一，骨会大杼。

【位置】在背部，当第一胸椎棘突下，旁开1.5寸。

0087 大杼 Dàzhù

【出处】《医学入门》。

【正名】大椎，见23页0103号。

0088 大指甲根 Dàzhījiàgēn

【出处】《针灸集成》：“大指甲根，排刺三针，治双蛾。”

【别名】排行三针（《针灸经外奇穴图谱》）、三商（《江西中医药》）。

【归经】属经外奇穴。

【位置】拇指背面，老商位于拇指尺侧，距指甲根角旁约 0.1 寸；中商位于拇指背侧面正中，距指甲根 0.1 寸；少商位于拇指桡侧，距指甲根角旁约 0.1 寸处，左右共六穴。

0089 大骨孔 Dàgǔkǒng

【出处】《针灸经外奇穴图谱》。

【正名】大骨空，见 20 页 0090 号。

0090 大骨空 Dàgǔkōng（EX-UE5）

【出处】《扁鹊神应针灸玉龙经》：“在手大拇指第二节尖上。”

【别名】大骨孔（《针灸经外奇穴图谱》）。

【归经】属经外奇穴。

【位置】在拇指背侧指间关节的中点处。

0091 大钟 Dàzhōng（KI4）

【出处】《灵枢·经脉》：“足少阴之别，名曰大钟。”

【别名】太钟（《千金翼方》）。

【归经】属足少阴肾经，是足少阴肾经的络穴。

【位置】在足内侧，内踝后下方，当跟腱附着部的内侧前方凹陷处。

0092 **大顺** Dàshùn

【出处】《西方子明堂灸经》。

【正名】大敦，见 23 页 0105 号。

0093 **大泉** Dàquán

【出处】《太素》杨上善注。

【正名】太渊，见 56 页 0261 号。

0094 **大俞** Dàshū

【出处】《灵枢·背俞》马莳注。

【正名】大杼，见 19 页 0086 号。

0095 **大胞** Dàbāo

【出处】《中国针灸学》。

【正名】大包，见 16 页 0074 号。

0096 **大都** Dàdū（SP2）

【出处】《灵枢·本输》："溜于大都。"

【归经】属太阴脾经，是足太阴脾经荥穴。

【位置】在足内侧缘，当足大趾本节（第一跖趾关节）前下方赤白肉际凹陷处。

0097 **大海** Dàhǎi

【出处】《难经·六十六难》杨玄操注。

【正名】关元，见 142 页 0649 号。

0098 **大容** Dàróng

【出处】《西方子明堂灸经》。

【正名】天容，见 44 页 0203 号。

0099 **大陵** Dàlíng（PC7）

【出处】《灵枢·本输》："注于大陵。"

【别名】太陵（《针灸甲乙经》）、心主（《脉经》）、鬼心（《备急千金要方》）。

【归经】属手厥阴心包经，是手厥阴心包经输穴、原穴。

【位置】在腕掌横纹的中点处，当掌长肌腱与桡侧腕屈肌腱之间。

0100 **大趾下理** Dàzhǐxiàlǐ

【出处】《针灸经外奇穴图谱》。

【正名】拇趾里横纹，见 185 页 0845 号。

0101 **大趾下横纹** Dàzhǐxiàhéngwén

【出处】《针灸经外奇穴图谱》。

【正名】拇趾里横纹，见 185 页 0845 号。

0102 **大渊** Dàyuān

【出处】《脉经》。

【正名】太渊，见 56 页 0261 号。

0103 **大椎** Dàzhuī（DU14）

【出处】《素问·骨空论》："灸寒热之法，先灸项大椎。"

【别名】项大椎（《素问·骨空论》王冰注）、百劳（《扁鹊神应针灸玉龙经》）、上杼（《循经考穴编》）、大槌（《肘后备急方》）、大杼（《医学入门》）、大颇（《圣济总录》）、大椎骨穴（《删繁刺灸诸穴集要》）。

【归经】属督脉，是督脉手足三阳经交会穴。

【位置】在后正中线上，第七颈椎棘突下凹陷中。

0104 **大椎骨穴** Dàzhuīgǔxuè

【出处】《删繁刺灸诸穴集要》。

【正名】大椎，见 23 页 0103 号。

0105 **大敦** Dàdūn（LR1）

【出处】《灵枢·本输》："肝出于大敦。"

【别名】水泉（《备急千金要方》）、大顺、大训（《西方子明堂灸经》）、三毛（《素问·缪刺》）。

【归经】属足厥阴肝经，是足厥阴肝经井穴。

【位置】在足大趾末节外侧，距趾甲角 0.1 寸。

0106 **大槌** Dàchuí

【出处】《肘后备急方》。

【正名】大椎，见 23 页 0103 号。

0107 **大溪** Dàxī

【出处】《医心方》、《太平圣惠方》。

【正名】太溪，见 56 页 0262 号。

0108 **大赫** Dàhè（KI12）

【出处】《针灸甲乙经》："女子赤淫，大赫主之。"

【别名】阴维、阴关（《针灸甲乙经》、《外台秘要》）、阴阘（《铜人腧穴针灸图经》）。

【归经】属足少阴肾经，是足少阴肾经与冲脉交会穴。

【位置】在下腹部，当脐中下 4 寸，前正中线旁开 0.5 寸处。

0109 **大顀** Dàchuí

【出处】《圣济总录》。

【正名】大椎，见 23 页 0103 号。

0110 **大横** Dàhéng（SP15）

【出处】《针灸甲乙经》："大风逆气，多寒善悲，大横主之。"

【别名】肾气（《医学纲目》）、人横（《西方子明堂灸经》）。

【归经】属足太阴脾经。

【位置】在腹中部，距脐中 4 寸。

0111 **大牖** Dàyǒu

【出处】《灵枢·寒热病》。

【正名】天牖，见 47 页 0216 号。

0112 **丈母** Zhàngmǔ

【出处】《癸辛杂识》。

【正名】女膝，见 31 页 0144 号。

0113 **上三里** Shàngsānlǐ

【出处】《经穴汇解》。

【正名】手三里，见 78 页 0361 号。

0114 **上门** Shàngmén

【出处】《针灸甲乙经》、《千金翼方》。

【正名】幽门，见 220 页 1007 号。

0115 **上天梯** Shàngtiāntī

【出处】《东医宝鉴》。

【正名】长强，见 82 页 0380 号。

0116 **上巨虚** Shàngjùxū（ST37）

【出处】《千金翼》："上廉，一名上巨虚。"

【别名】巨虚上廉（《灵枢·本输》）、上廉（《针灸甲乙经》）、巨虚、足上廉（《太平圣惠方》）、巨灵上廉、上林（《圣济总录》）。

【归经】属足阳明胃经。

【位置】在小腿前外侧，当犊鼻下8寸，距胫骨前缘一横指（中指）。

0117 上气海 Shàngqìhǎi

【出处】《类经图翼》。

【正名】膻中，见320页1470号。

0118 上关 Shàngguān（GB3）

【出处】《灵枢·本输》："刺上关者，不能欠。"

【别名】客主人（《灵枢·经脉》）、容主（《针灸大全》）、客主（《针灸资生经》）、太阳（《医垒元戎》）。

【归经】属足少阳胆经。

【位置】在耳前，下关直上，当颧弓的上缘凹陷处。

0119 上关 Shàngguān

【出处】《疡医大全》。

【正名】幽门，见220页1007号。

0120 上纪 Shàngjì

【出处】《针灸大全》。

【正名】上脘，见 28 页 0130 号。

0121 **上纪** Shàngjì

【出处】《素问·气穴论》王冰注。

【正名】中脘，见 68 页 0314 号。

0122 **上迎香** Shàngyíngxiāng（EX-HN8）

【出处】《银海精微》："久冷流泪……灸上迎香两穴。"

【别名】鼻通（《常用新医疗法手册》）、鼻穿（《针灸经外奇穴治疗诀》）、穿鼻（《刺疗捷法》）。

【归经】属经外奇穴。

【位置】在面部，当鼻翼软骨与鼻甲交界处，近鼻唇沟上端处。

0123 **上林** Shànglín

【出处】《圣济总录》。

【正名】上巨虚，见 25 页 0116 号。

0124 **上杼** Shàngzhù

【出处】《循经考穴编》。

【正名】大椎，见 23 页 0103 号。

0125 **上昆仑** Shàngkūnlún

【出处】《太平圣惠方》。

【正名】昆仑，见 187 页 0854 号。

0126 上星 Shàngxīng（DU23）

【出处】《针灸甲乙经》："面胕肿，上星主之。"

【别名】神堂（《针灸聚英》）、明堂（《太平圣惠方》）、鬼堂（《备急千金要方》）。

【归经】属督脉。

【位置】在头部，当前发际正中直上 1 寸。

0127 上唇一 Shàngchúnyī

【出处】《素问·气府论》王冰注。

【正名】承浆，见 209 页 0958 号。

0128 上窌 Shàngliáo

【出处】《针灸大成·胜玉歌》。

【正名】上髎，见 30 页 0137 号。

0129 上营 Shàngyíng

【出处】《针灸指南》。

【正名】上脘，见 28 页 0130 号。

0130 上脘 Shàngwǎn（RN13）

【出处】《针灸甲乙经》："心下有膈，呕血，上脘主之。"

【别名】胃脘、上纪（《针灸大全》）、上管（《脉经》、《备急千金要方》）、胃管（《肘后备急方》）、上营（《针灸指南》）、上腕（《圣济总录》）。

【归经】属任脉在，是任脉与足阳明、手太阳经交会穴。

【位置】在上腹部，前正中线上，当脐中上5寸。

0131 **上腕** Shàngwǎn

【出处】《圣济总录》。

【正名】上脘，见28页0130号。

0132 **上廉** Shànglián（LI9）

【出处】《针灸甲乙经》："肠鸣相逐，上廉主之。"

【别名】手上廉（《圣济总录》）。

【归经】属手阳明大肠经。

【位置】在前臂背面桡侧，当阳溪与曲池的连线上，肘横纹下3寸。

0133 **上廉** Shànglián

【出处】《针灸甲乙经》。

【正名】上巨虚，见25页0116号。

0134 **上廉泉** Shàngliánquán

【出处】《常用新医疗法手册》："在廉泉上一寸。"

【归经】属经外奇穴。

【位置】颈前正中，下颌骨下 1 寸处。

0135 **上慈宫** Shàngcígōng

【出处】《针灸聚英》、《古今医统大全》。

【正名】冲门，见 144 页 0660 号。

0136 **上管** Shàngguǎn

【出处】《脉经》、《备急千金要方》。

【正名】上脘，见 28 页 0130 号。

0137 **上髎** Shàngliáo（BL31）

【出处】《针灸甲乙经》：“女子绝子，阴挺出不禁，白沥，上髎主之。”

【别名】上窌（《针灸大成·胜玉歌》）。

【归经】属足太阳膀胱经。

【位置】在骶部，当髂后上棘与后正中线之间，适对第一骶后孔处。

0138 **口禾髎** Kǒuhéliáo（LI19）

【出处】《针灸甲乙经》：“鼻衄有痈，禾髎主之。”

【别名】长频（《铜人腧穴针灸图经》）、长颊（《针灸聚英》）、禾峁、顗（《外台秘要》）、长髎（《针灸大全》）、和窌（《备急千金要方》）、禾聊（《太平圣惠方》）、禾胶（《圣济总录》）、禾窌、长类（《针灸全书》）、长频（《针灸大成》）。

【归经】属手阳明大肠经。

【位置】在上唇部，鼻孔外缘直下，平水沟穴。

0139 及行 Jíxíng

【出处】《医心方》。

【正名】络却，见242页1118号。

0140 久劳 Jiǔláo

【出处】《针灸经外奇穴治疗诀》。

【正名】灸痨，见173页0792号。

0141 卫阳 Wèiyáng

【出处】《删繁刺灸诸穴集要》。

【正名】冲阳，见144页0661号。

0142 女须 Nǚxū

【出处】《癸辛杂识》。

【正名】女膝，见31页0144号。

0143 女婿 Nǚxù

【出处】《癸辛杂识》。

【正名】女膝，见31页0144号。

0144 女膝 Nǚxī（EX-LE）

【出处】《癸辛杂识》："在足后跟。"

【别名】脚后根穴（《备急千金要方》）、女须、丈母、女婿（《癸辛杂识》）、足踵（《针灸图翼》）。

【归经】属经外奇穴。

【位置】足后根，跟骨中央，当跟腱附着部下缘处。

0145 **飞处** Fēichù

【出处】《神灸经纶》。

【正名】支沟，见52页0239号。

0146 **飞扬** Fēiyáng（BL58）

【出处】《灵枢·经脉》："足太阳之别，名曰飞阳。"

【别名】厥阳（《针灸甲乙经》）、厥扬（《古今医统大全》）、厥阴（《铜人腧穴针灸图经》）、飞阳（《灵枢·经脉》）、飞杨（《医学入门》）。

【归经】属足太阳膀胱经，是足太阳膀胱经络穴。

【位置】在小腿后面，当外踝后，昆仑穴直上7寸，承山外下方1寸处。

0147 **飞阳** Fēiyáng

【出处】《灵枢·经脉》。

【正名】飞扬，见32页0146号。

0148 **飞杨** Fēiyáng

【出处】《医学入门》。

【正名】飞扬，见32页0146号。

0149 **飞虎** Fēihǔ

【出处】《针灸大全》、《针灸大成》。

【正名】支沟，见52页0239号。

0150 **小儿龟胸** Xiǎoérguīxiōng

【出处】《腧穴学概论》："在两乳内侧各一寸五分上两行，当第二、三、四三肋间罅，左右共六穴。"

【别名】小儿鸡胸（《针灸学》）。

【归经】属经外奇穴。

【位置】胸部，位于第二、三、四肋间隙，距前正中线2.5寸处，左右共六穴。

0151 **小儿鸡胸** Xiǎoérjīxiōng

【出处】《针灸学》。

【正名】小儿龟胸，见33页0150号。

0152 **小吉** Xiǎojí

【出处】《针灸甲乙经》。

【正名】少泽，见62页0291号。

0153 **小竹** Xiǎozhú

【出处】《太平圣惠方》。

【正名】眉冲，见241页1113号。

0154 **小竹** Xiǎozhú

【出处】《针灸学》。

【正名】攒竹，见 327 页 1493 号。

0155 **小关** Xiǎoguān

【出处】《针灸学》。

【正名】阴交，见 153 页 0699 号。

0156 **小谷** Xiǎogǔ

【出处】《古法新解会元针灸学》。

【正名】三间，见 7 页 0027 号。

0157 **小肠俞** Xiǎochángshū（BL27）

【出处】《脉经》："小肠俞在背第十八椎。"

【别名】三焦窬、八辽窬（《医心方》）。

【归经】属足太阳膀胱经，背俞之一，小肠之背俞穴。

【位置】在骶部，当骶正中嵴旁 1.5 寸，平第一骶后孔。

0158 **小指尖** Xiǎozhǐjiān

【出处】《备急千金要方》："手小指端。"

【别名】手太阳穴（《备急千金要方》）、盐哮（《针灸腧穴索引》）、小指尖（《针灸经外奇穴图谱》）。

【归经】属经外奇穴。

【位置】手小指之尖端，距爪甲 0.1 寸。

0159 小指尖 Xiǎozhǐjiān

【出处】《针灸经外奇穴图谱》。

【正名】小指尖，见 34 页 0158 号。

0160 小骨孔 Xiǎogǔkǒng

【出处】《针灸经外奇穴图谱》。

【正名】小骨空，见 35 页 0161 号。

0161 小骨空 Xiǎogǔkōng（EX-UE6）

【出处】《扁鹊神应针灸玉龙经》："在手小指第二节尖上。"

【别名】小骨孔（《针灸经外奇穴图谱》）。

【归经】属经外奇穴。

【位置】小指背侧近侧指间关节的中点处。

0162 小海 Xiǎohǎi（SI8）

【出处】《灵枢·本输》："入于小海。"

【别名】肘曲泉（《灸法医学研究附录》）。

【归经】属手太阳小肠经，是手太阳小肠经的合穴。

【位置】在肘内侧，当尺骨鹰嘴与肱骨内上髁之间凹陷处。

0163 **小海** Xiǎohǎi

【出处】《灵枢·根结》。

【正名】少海，见 63 页 0293 号。

0164 **小商** Xiǎoshāng

【出处】《子午流注针经》。

【正名】少商，见 63 页 0294 号。

0165 **叉气** Chàqì

【出处】《中级医刊》。

【正名】外劳宫，见 108 页 0496 号。

0166 **子户** Zǐhù

【出处】《千金翼方》右侧穴别名。

【正名】水道，见 93 页 0426 号。

0167 **子户** Zǐhù

【出处】《备急千金方》。

【正名】气穴，见 74 页 0339 号。

0168 **子户** Zǐhù

【出处】《经脉发挥》。

【正名】关元，见 142 页 0649 号。

0169 **子处** Zǐchù

【出处】《经脉发挥》。

【正名】关元，见 142 页 0649 号。

0170 **子肠** Zǐcháng

【出处】《经脉发挥》。

【正名】关元，见 142 页 0649 号。

0171 **子宫** Zǐgōng（EX-CA1）

【出处】《针灸大全》："子宫二穴，在中极两旁各三寸。"

【别名】侠玉泉（《针灸经外奇穴图谱》）、肖必（《福州民间针灸经验录》）。

【归经】属经外奇穴。

【位置】在下腹部，当脐中下 4 寸，中极旁开 3 寸。

0172 **子宫** Zǐgōng

【出处】《针灸全书》。

【正名】气穴，见 74 页 0339 号。

0173 **子宫** Zǐgōng

【出处】《经脉发挥》。

【正名】关元，见 142 页 0649 号。

四　画

0174 **丰隆** Fēnglóng（ST40）

【出处】《灵枢·经脉》："足阳明之别，名曰丰隆。"

【归经】属足阳明胃经，本经络穴。

【位置】在小腿前外侧，当外踝尖上 8 寸，条口外，距胫骨前缘二横指（中指）。

0175 **天山** Tiānshān

【出处】《中华针灸学》。

【正名】百会，见 118 页 0535 号。

0176 **天井** Tiānjǐng（SJ10）

【出处】《灵枢·本输》："入于天井。"

【归经】属手少阳三焦经，是手少阳三焦经的合穴。

【位置】在臂外侧，屈肘时，当肘尖直上 1 寸凹陷处。

0177 **天五会** Tiānwǔhuì

【出处】《针灸甲乙经》。

【正名】人迎，见 4 页 0015 号。

0178 **天归** Tiānguī

【出处】《重楼玉钥》。

【正名】通天，见 258 页 1195 号。

0179 **天目** Tiānmù

【出处】《普济方》。

【正名】通天，见 258 页 1195 号。

0180 **天白** Tiānbái

【出处】《外台秘要》、《循经考穴编》。

【正名】通天，见 258 页 1195 号。

0181 **天地** Tiāndì

【出处】《医心方》。

【正名】承浆，见 209 页 0958 号。

0182 **天光** Tiānguāng

【出处】《针灸全书》。

【正名】攒竹，见 327 页 1493 号。

0183 **天臼** Tiānjiù

【出处】《针灸甲乙经》。

【正名】通天，见 258 页 1195 号。

0184 **天会** Tiānhuì

【出处】《针灸甲乙经》、《外台秘要》。

【正名】天池，见40页0186号。

0185 **天冲** Tiānchōng（GB9）

【出处】《针灸甲乙经》："头痛，目窗及天冲、风池主之。"

【别名】天衢（《千金翼方》）。

【归经】属足少阳胆经，交会穴之一，足太阳、少阳之会。

【位置】在头部，当耳根后缘直上入发际2寸，率谷后0.5寸。

0186 **天池** Tiānchí（PC1）

【出处】《灵枢·本输》："腋下三寸，手心主也，名曰天池。"

【别名】天会（《针灸甲乙经》、《外台秘要》）。

【归经】属手厥阴心包经，是手厥阴与足少阳经交会穴。

【位置】在胸部，当在第四肋间隙，乳头外1寸，前正中线旁开5寸。

0187 **天池** Tiānchí

【出处】《针灸甲乙经》。

【正名】承浆，见209页0958号。

0188 **天听** Tiāntīng

【出处】《中国针灸学》。

【正名】天牖，见 47 页 0216 号。

0189 **天伯** Tiānbó

【出处】《铜人腧穴针灸图经》。

【正名】通天，见 258 页 1195 号。

0190 **天枢** Tiānshū（ST25）

【出处】《灵枢·骨度》："天枢以下至横骨长六寸半。"

【别名】长溪、谷门（《针灸甲乙经》）、长谷、循际（《备急千金要方》）、循元、补元（《医学纲目》）、大肠募（《千金翼方》、《外台秘要》）、天根（《神灸经纶》）。

【归经】属足阳明胃经，是手阳明大肠经募穴。

【位置】在腹中部，距脐中 2 寸。

0191 **天顶** Tiāndǐng

【出处】《圣济总录》。

【正名】天鼎，见 45 页 0207 号。

0192 **天府** Tiānfǔ（LU3）

【出处】《灵枢·本输》："腋内动脉，手太阴也，名曰天府。”

【归经】属手太阴肺经。

【位置】在臂内侧面，肱二头肌桡侧缘，腋前纹头下 3 寸处。

0193 **天泽** Tiānzé

【出处】《素问·皮部论》张隐庵注。

【正名】尺泽，见 89 页 0412 号。

0194 **天泾** Tiānjīng

【出处】《东医宝鉴》。

【正名】天泉，见 43 页 0198 号。

0195 **天宗** Tiānzōng（SI11）

【出处】《针灸甲乙经》：“肩重、肘臂痛不可举，天宗主之。”

【归经】手太阳小肠经。

【位置】在肩胛部，当冈下窝中央凹陷处，与第四胸椎相平。

0196 **天项** Tiānxiàng

【出处】《黄帝明堂灸经》。

【正名】天鼎，见 45 页 0207 号。

0197 **天柱** Tiānzhù（BL10）

【出处】《灵枢·本输》："六次脉足太阳也，名曰天柱。"

【归经】属足太阳膀胱经。

【位置】在项部，大筋（斜方肌）外缘之后发际凹陷中，约当后发际正中旁开1.3寸。

0198 **天泉** Tiānquán（PC2）

【出处】《针灸甲乙经》："天泉……在曲腋下去臂二寸，举臂取之。"

【别名】天温（《针灸甲乙经》）、天湿（《外台秘要》）、天泾（《东医宝鉴》）。

【归经】属手厥阴心包经。

【位置】在臂内侧，当腋前纹头下2寸，肱二头肌的长、短头之间。

0199 **天泉** Tiānquán

【出处】《西方子明堂灸经》。

【正名】太渊，见56页0261号。

0200 **天庭** Tiāntíng

【出处】《刺疔捷法》。

【正名】神庭，见238页1099号。

0201 **天突** Tiāntū（RN22）

【出处】《灵枢·本输》："缺盆之中，任脉也，名曰天突。"

【别名】玉户（《针灸甲乙经》）、天瞿（《备急千金要方》）、五户（《黄帝蝦蟆经》）、身道（《医心方》）、无突（《圣济总录》）。

【归经】属任脉，是任脉、阴维脉交会穴。

【位置】在颈部，当前正中线上，胸骨上窝正中央。

0202 **天根** Tiāngēn

【出处】《神灸经纶》。

【正名】天枢，见 41 页 0190 号。

0203 **天容** Tiānróng（SI17）

【出处】《灵枢·本输》："四次脉足少阳也，名曰天容"

【别名】大容（《西方子明堂灸经》）。

【归经】属手太阳小肠经。

【位置】在颈外侧部，当下颌角的后方，胸锁乳突肌的前缘凹陷中。

0204 **天笼** Tiānlóng

【出处】《循经考穴编》。

【正名】天窗，见 46 页 0210 号。

0205 **天盖** Tiāngài

【出处】《古法新解会元针灸学》。

【正名】天鼎，见 45 页 0207 号。

0206 **天盖** Tiāngài

【出处】《针灸甲乙经》。

【正名】缺盆，见 246 页 1135 号。

0207 **天鼎** Tiāndǐng（LI17）

【出处】《针灸甲乙经》："天鼎，在颈缺盆上。"

【别名】天顶（《圣济总录》）、天项（《黄帝明堂灸经》）、天盖（《古法新解会元针灸学》）。

【归经】属手阳明大肠经。

【位置】在颈外侧部，胸锁乳突肌后缘，当结喉旁，扶突穴与缺盆连线中点。

0208 **天湿** Tiānshī

【出处】《外台秘要》。

【正名】天泉，见 43 页 0198 号。

0209 **天温** Tiānwēn

【出处】《针灸甲乙经》。

【正名】天泉，见 43 页 0198 号。

0210 **天窗** Tiānchuāng（SI16）

【出处】《素问·气穴论》："天窗二穴"

【别名】窗笼（《针灸甲乙经》、《铜人腧穴针灸图经》）、窗聋（《外台秘要》）、天笼（《循经考穴编》）、窗簧（《西方子明堂灸经》）、颈窗（《针灸穴名释义》）。

【归经】属手太阳小肠经。

【位置】在颈外侧部，胸锁乳突肌的后缘，扶突穴后，与喉结相平。

0211 **天窗** Tiānchuāng

【出处】《医心方》。

【正名】囟会，见 133 页 0611 号。

0212 **天蒲** Tiānpú

【出处】《普济方》。

【正名】百会，见 118 页 0535 号。

0213 **天满** Tiānmǎn

【出处】《针灸资生经》。

【正名】百会，见 118 页 0535 号。

0214 **天溪** Tiānxī（SP18）

【出处】《针灸甲乙经》："天溪在胸乡下一寸六分陷者中，足太阴脉气所发，仰而取之。"

【别名】天谿（《针灸甲乙经》）。

【归经】属足太阴脾经。

【位置】在胸外侧部，当第四肋间隙，距前正中线6寸。

0215 **天溪** Tiānxī

【出处】《针灸甲乙经》。

【正名】外陵，见109页0499号。

0216 **天牖** Tiānyǒu（SJ16）

【出处】《灵枢·本输》："五次脉手少阳也，名曰天牖。"

【别名】天听（《中国针灸学》）、大牖（《灵枢·寒热病》）。

【归经】属手少阳三焦经。

【位置】在颈部，当乳突的后方下直，平下颌角，胸锁乳突肌的后缘。

0217 **天谿** Tiānxī

【出处】《针灸甲乙经》。

【正名】天溪，见46页0214号。

0218 **天瞿** Tiānqú

【出处】《备急千金要方》。

【正名】天突，见44页0201号。

0219 **天髎** Tiānliáo（SJ15）

【出处】《针灸甲乙经》："身热汗不出，胸中热满，天髎主之。"

【归经】属手少阳三焦经。

【位置】在肩胛部，肩井与曲垣的中间，当肩胛骨上角处。

0220 **天衢** Tiānqú

【出处】《千金翼方》。

【正名】天冲，见 40 页 0185 号。

0221 **无突** Wútū

【出处】《圣济总录》。

【正名】天突，见 44 页 0201 号。

0222 **元儿** Yuánér

【出处】《针灸甲乙经》。

【正名】膻中，见 320 页 1470 号。

0223 **元见** Yuánjiàn

【出处】《针灸大成》。

【正名】膻中，见 320 页 1470 号。

0224 **元柱** Yuánzhù

【出处】《古今医统大全》。

【正名】攒竹，见 327 页 1493 号。

0225 **云门** Yúnmén（LU2）

【出处】《素问·水热穴论》："云门、髃骨、委中、髓空，此八者，以泻四肢之热也。"

【归经】属手太阴肺经。

【位置】在胸前臂的外上方，肩胛骨喙突上方，锁骨下窝凹陷处，距前正中线 6 寸。

0226 **五户** Wǔhù

【出处】《黄帝虾蟆经》。

【正名】天突，见 44 页 0201 号。

0227 **五处** Wǔchù（BL5）

【出处】《针灸甲乙经》："痓，脊强反折，瘈疭，癫疾，头重，五处主之。"

【别名】巨处（《医学入门》）。

【归经】属足太阳膀胱经。

【位置】在头部，当前发际正中直上 1 寸，旁开 1.5 寸。

0228 **五会** Wǔhuì

【出处】《针灸大全》、《针灸大成》。

【正名】百会，见 118 页 0535 号。

0229 **五会** Wǔhuì

【出处】《铜人腧穴针灸图经》。

【正名】人迎，见 4 页 0015 号。

0230 **五里** Wǔlǐ

【出处】《针灸甲乙经》。

【正名】劳宫，见 158 页 0723 号。

0231 **五里** Wǔlǐ

【出处】《针灸甲乙经》。

【正名】足五里，见 162 页 0736 号。

0232 **五里** Wǔlǐ

【出处】《灵枢·本输》。

【正名】手五里，见 79 页 0364 号。

0233 **五枢** Wǔshū（GB27）

【出处】《针灸甲乙经》:“妇人下赤白，里急，瘈疭，五枢主之。”

【归经】属足少阳胆经，足少阳胆经、带脉二经之会穴。

【位置】在侧腹部，当髂前上棘的前方，横平脐下 3 寸处。

0234 **五虎** Wǔhǔ

【出处】《医经小学》:“五虎四穴次指背，二节尖上七壮宜。”

【归经】属经外奇穴。

【位置】手背，第二、四掌骨小头高点处。

0235 **五城** Wǔchéng

【出处】《难经·六十六难》杨玄操注。

【正名】关元，见 142 页 0649 号。

0236 **五星** Wǔxīng

【出处】《太素》杨上善注。

【正名】劳宫，见 158 页 0723 号。

0237 **五胠俞** Wǔqūshū

【出处】《素问·刺疟篇》王冰注。

【正名】谚譆，见 315 页 1450 号。

0238 **支正** Zhīzhèng（SI7）

【出处】《灵枢·经脉》:“手手太阳之别，名曰支正。”

【归经】属手太阳小肠经，是手太阳小肠经的络穴。

【位置】在前臂背面尺侧，当阳谷与小海的连线上，腕背横纹上 5 寸。

0239 **支沟** Zhīgōu（SJ6）

【出处】《灵枢·本输》："行于支沟。"

【别名】飞虎（《针灸大全》、《针灸大成》）、飞处（《神灸经纶》）。

【归经】属手少阳三焦经，是手少阳经经穴。

【位置】在前臂背侧，当阳池与肘尖的连线上，腕背横纹上3寸，尺骨与桡骨之间。

0240 **不容** Bùróng（ST19）

【出处】《针灸甲乙经》："呕血……不可咳，咳则肾痛，不容主之。"

【归经】属足阳明胃经。

【位置】在上腹部，当脐中上6寸，距前正中线2寸。

0241 **太一** Tàiyī

【出处】《备急千金要方》、《千金翼方》。

【正名】太乙，见52页0242号。

0242 **太乙** Tàiyǐ（ST23）

【出处】《针灸甲乙经》："狂癫疾，吐舌，太乙及滑肉门主之。"

【别名】太一（《备急千金要方》、《千金翼方》）、太乙门（《中国针灸穴位通鉴》）。

【归经】属足阳明胃经。

【位置】在上腹部，当脐中上 2 寸，距前正中线 2 寸。

0243 **太乙门** Tàiyǐmén

【出处】《中国针灸穴位通鉴》。

【正名】太乙，见 52 页 0242 号。

0244 **太仓** Tàicāng

【出处】《难经》。

【正名】中脘，见 68 页 0314 号。

0245 **太白** Tàibái（SP3）

【出处】《灵枢·本输》："注于太白。"

【别名】大白（《灵枢·本输》）。

【归经】属足太阴脾经。是足太阴胃脾经腧穴。脾之原穴。

【位置】在足内侧缘，当足大趾本节（第一跖趾关节）后下方赤白肉际凹陷处。

0246 **太冲** Tàichōng（LR3）

【出处】《灵枢·本输》："注于太冲。"

【别名】大冲（《太平圣惠方》）。

【归经】属足厥阴肝经，是足厥阴肝经输穴、原穴。

【位置】在足背侧，当第一跖骨间隙的后方凹陷处。

0247 **太阳** Tàiyáng（EX-HN5）

【出处】《银海精微》："太阳穴，在外眦五分是。"

【别名】前关（《太平圣惠方》）、当阳（《中国针灸学》）、大阳（《针灸大成》）。

【归经】属经外奇穴。

【位置】在颞部，当眉梢与目外眦之间，向后约一横指的凹陷处。

0248 **太阳** Tàiyáng

【出处】《中国针灸学》。

【正名】当阳，见 122 页 0556 号。

0249 **太阳** Tàiyáng

【出处】《医垒元戎》。

【正名】上关，见 26 页 0118 号。

0250 **太阳** Tàiyáng

【出处】《备急千金要方》。

【正名】瞳子髎，见 318 页 1463 号。

0251 **太阴** Tàiyīn

【出处】《外台秘要》。

【正名】中都，见 68 页 0311 号。

0252 **太阴** Tàiyīn

【出处】《备急千金要方》。

【正名】三阴交，见 6 页 0022 号。

0253 **太阴郄** Tàiyīnxì

【出处】《备急千金要方》。

【正名】地机，见 114 页 0515 号。

0254 **太阴络** Tàiyīnluò

【出处】《铜人腧穴针灸图经》、《圣济总录》。

【正名】漏谷，见 310 页 1430 号。

0255 **太阴胳** Tàiyīngē

【出处】《备急千金要方》。

【正名】漏谷，见 310 页 1430 号。

0256 **太钟** Tàizhōng

【出处】《千金翼方》。

【正名】大钟，见 20 页 0091 号。

0257 **太泉** Tàiquán

【出处】《太素》杨上善注。

【正名】太渊，见 56 页 0261 号。

0258 **太祖** Tàizǔ

【出处】《中国针灸学》。

【正名】崇骨，见 266 页 1228 号。

0259 **太涃** Tàikùn

【出处】《难经·六十六难》杨玄操注。

【正名】关元，见 142 页 0649 号。

0260 **太陵** Tàilíng

【出处】《针灸甲乙经》。

【正名】大陵，见 22 页 0099 号。

0261 **太渊** Tàiyuān（LU9）

【出处】《灵枢·本输》："注于太渊。"

【别名】大泉、太泉（《太素》杨上善注）、鬼心（《备急千金方》）、天泉（《西方子明堂灸经》）、大渊（《脉经》）。

【归经】属手太阴肺经，是手太阴肺经输穴、原穴；八会穴之一。

【位置】在腕掌侧横纹桡侧，桡动脉搏动处。

0262 **太溪** Tàixī（KI3）

【出处】《灵枢·本输》："注于太溪。"

【别名】大溪（《医心方》、《太平圣惠方》）、吕细

（《针经指南》、《扁鹊神应针灸玉龙经》）、内昆仑（《千金翼方》）。

【归经】属足少阴肾经，是足少阴肾经输穴。

【位置】在足内侧，内踝后方，当内踝尖与跟腱之间的凹陷处。

0263 **巨处** Jùchù

【出处】《医学入门》。

【正名】五处，见 49 页 0227 号。

0264 **巨关** Jùguān

【出处】《素问·气府论》王冰注。

【正名】巨阙，见 59 页 0276 号。

0265 **巨灵上廉** Jùlíngshànglián

【出处】《圣济总录》。

【正名】上巨虚，见 25 页 0116 号。

0266 **巨骨** Jùgǔ（LI16）

【出处】《素问·气府论》："巨骨穴各一。"

【归经】属手阳明大肠经，手阳明、（阳）跻脉之会。

【位置】在肩上部，当锁骨肩峰端与肩胛冈之间凹陷处。

0267 **巨觉** Jùjué

【出处】《中国针灸学》。

【正名】臣觉，见 117 页 0530 号。

0268 **巨缺** Jùquē

【出处】《针灸甲乙经》。

【正名】巨阙，见 59 页 0276 号。

0269 **巨窌** Jùliáo

【出处】《针灸大全》。

【正名】巨髎，见 60 页 0278 号。

0270 **巨虚** Jùxū

【出处】《太平圣惠方》。

【正名】上巨虚，见 25 页 0116 号。

0271 **巨虚** Jùxū

【出处】《西方子明堂灸经》。

【正名】下巨虚，见 9 页 0039 号。

0272 **巨虚下廉** Jùxūxiàlián

【出处】《灵枢·本输》。

【正名】下巨虚，见 9 页 0039 号。

0273 **巨虚上廉** Jùxūshànglián

【出处】《灵枢·本输》。

【正名】上巨虚，见25页0116号。

0274 **巨厥** Jùjué

【出处】《肘后备急方》。

【正名】巨阙，见59页0276号。

0275 **巨搅** Jùjiǎo

【出处】《备急千金要方》。

【正名】臣觉，见117页0530号。

0276 **巨阙** Jùquè（RN14）

【出处】《脉经》："关脉微，胃中冷，心下拘急……针巨阙补之。"

【别名】巨关（《素问·气府论》王冰注）、巨厥（《肘后备急方》）、巨缺（《针灸甲乙经》）、心募（《中华针灸学》）。

【归经】属任脉，心之募穴。

【位置】在上腹部，前正中线上，当脐中上6寸。

0277 **巨阙俞** Jùquèshū（EX-B）

【出处】《千金翼方》："第四椎名巨阙俞。"

【别名】心舒（《实用针灸学》）。

【归经】属经外奇穴。

【位置】背部，第4、5胸椎棘突之间凹陷中。

0278 **巨髎** Jùliáo（ST3）

【出处】《针灸甲乙经》："面目恶风寒……瘈疭口僻，巨髎主之。"

【别名】巨窌（《针灸大全》）。

【归经】属足阳明胃经，交会穴之一，跻脉，足阳明之会。

【位置】在面部，瞳孔直下，平鼻翼下缘处，当鼻唇沟外侧。

0279 **巨髎** Jùliáo

【出处】《针灸甲乙经》。

【正名】丝竹空，见112页0511号。

0280 **牙车** Yáchē

【出处】《灵枢·本藏篇》。

【正名】颊车，见280页1290号。

0281 **止泻** Zhǐxiè

【出处】《中医简易教材》。

【正名】利尿穴，见167页0759号。

0282 **少吉** Shàojí

【出处】《外台秘要》。

【正名】少泽，见 62 页 0291 号。

0283 **少因** Shàoyīn

【出处】《医心方》。

【正名】阴交，见 153 页 0699 号。

0284 **少舌** Shàoshé

【出处】《神灸经论》。

【正名】少泽，见 62 页 0291 号。

0285 **少关** Shàoguān

【出处】《针灸甲乙经》、《中华针灸学》。

【正名】阴交，见 153 页 0699 号。

0286 **少冲** Shàochōng（HT9）

【出处】《针灸甲乙经》："心出少冲。"

【别名】经始（《针灸甲乙经》）、手少阴（《千金翼方》）、经如（《太平圣惠方》）。

【归经】属手少阴心经，是手少阴经的井穴。

【位置】在手小指末节桡侧，距指甲角 0.1 寸（指寸）。

0287 少阴郄 Shàoyīnxì

【出处】《外台秘要》。

【正名】阴郄，见154页0707号。

0288 少阴俞 Shàoyīnshū

【出处】《素问·通评虚实论》王冰注。

【正名】肾俞，见186页0851号。

0289 少谷 Shàogǔ

【出处】《针灸甲乙经》。

【正名】三间，见7页0027号。

0290 少府 Shàofǔ（HT8）

【出处】《针灸甲乙经》："少府者，火也。"

【别名】兑骨（《中国针灸学》）。

【归经】属手少阴心经，是手少阴心经的荥穴。

【位置】在手掌面，第四、五掌骨之间，握拳时，当小指尖处。

0291 少泽 Shàozé（SI1）

【出处】《灵枢·本输》："手太阳小肠者，……出于少泽。"

【别名】小吉（《针灸甲乙经》）、少吉（《外台秘要》）、少舌（《神灸经论》）。

【归经】属手太阳小肠经，是手太阳小肠经井穴。

【位置】在手小指末节尺侧，距指甲角 0.1 寸（指寸）。

0292 少骨 Shàogǔ

【出处】《外科大成》。

【正名】三间，见 7 页 0027 号。

0293 少海 Shàohǎi（HT3）

【出处】《针灸甲乙经》："少海者，水也。"《灵枢·根结》："手太阳根于少泽……注于小海。"

【别名】曲节（《针灸甲乙经》、《外台秘要》）、曲折（《东医宝鉴》）、小海（《灵枢·根结》）。

【归经】属手少阴心经，是手少阴心经合穴。

【位置】屈肘，在肘横纹内侧端与肱骨内上髁连线的中点处。

0294 少商 Shàoshāng（LU11）

【出处】《灵枢·本输》："肺出于少商。"

【别名】鬼信（《备急千金要方》）、小商（《子午流注针经》）。

【归经】属手太阴肺经，是手太阴肺经井穴。

【位置】在手拇指末节桡侧，距指甲角 0.1 寸（指寸）。

0295 **日月** Rìyuè（GB24）

【出处】《脉经》："募在日月。"

【别名】神光、胆募（《千金翼方》）、胆池（《圣济总录》）。

【归经】属足少阳胆经，是足少阳胆经募穴，足少阳、足太阴经与阳维脉交会穴。

【位置】在上腹部，当乳头直下，第七肋间隙，前正中线旁开 4 寸。

0296 **中冲** Zhōngchōng（PC9）

【出处】《灵枢·本输》："心出于中冲。"

【别名】手心主（《素问·缪刺论》王冰注）。

【归经】属手厥阴心包经，五腧穴之一，本经井穴。

【位置】在手中指末节尖端中央。

0297 **中守** Zhōngshǒu

【出处】《千金翼方》、《类经图翼》。

【正名】水分，见 91 页 0417 号。

0298 **中极** Zhōngjí（RN3）

【出处】《素问·骨空论》："任脉者，起于中极之下。"

【别名】玉泉、气原（《针灸甲乙经》、《外台秘要》）、气鱼（《黄帝虾蟆经》）、膀胱募（《圣济总录》）、气肮（《西方子明堂灸经》）。

【归经】属任脉，是任脉与足太阴、足厥阴、足少阴经交会穴；足太阳膀胱经募穴。

【位置】在下腹部，前正中线上，当脐中下 4 寸。

0299 **中枢** Zhōngshū（DU7）

【出处】《素问·气府论》王冰注："中枢在第十椎节下间，俯而取之。"

【归经】属督脉。

【位置】在背部，当后正中线上，第 10 胸椎棘突下凹陷中。

0300 **中郄** Zhōngxì

【出处】《针灸甲乙经》、《外台秘要》。

【正名】中都，见 68 页 0311 号。

0301 **中郄** Zhōngxì

【出处】《针灸学》。

【正名】委中，见 189 页 0866 号。

0302 **中府** Zhōngfǔ（LU1）

【出处】《脉经》：肺"募在中府。"《素问·水热穴论》王冰注："膺中之俞也，名中府。"

【别名】膺中、膺中俞（《针灸甲乙经》、《黄帝内经明堂》）、膺俞（《素问·水热穴论》、《针灸聚英》）、府中俞（《针灸大全》）、肺中俞、肺募（《备急千金要方》）、龙颔（《新编实用腧穴学》）。

【归经】属手太阴肺经，是手太阴肺经募穴，手、足太阴经交会穴。

【位置】在胸前壁的外上方，云门下 1 寸，平第一肋间隙处，距前正中线旁开 6 寸。

0303 **中注** Zhōngzhù（KI15）

【出处】《针灸甲乙经》："大便难，中注……主之。"

【归经】属足少阴肾经，冲脉、足少阴之会。

【位置】在下腹部，当脐中下 1 寸，前正中线旁开 0.5 寸。

0304 **中注** Zhōngzhù

【出处】《针灸甲乙经》。

【正名】中渚，见 69 页 0315 号。

0305 **中空** Zhōngkōng

【出处】《针灸大成·胜玉歌》注。

【正名】次髎，见 146 页 0667 号。

0306 **中肩井** Zhōngjiānjǐng

【出处】《备急千金要方》。

【正名】肩髃，见 205 页 0942 号。

0307 **中封** Zhōngfēng（LR4）

【出处】《灵枢·本输》："行于中封。"

【别名】悬泉（《备急千金要方》、《千金翼方》）、垂泉（《圣济总录》）。

【归经】属足厥阴肝经，是足厥阴肝经经穴。

【位置】在足背侧，当足内踝前，商丘与解溪连线之间，胫骨前肌腱的内缘凹陷处。

0308 中泉 Zhōngquán（EX-UE3）

【出处】《针灸大成》："在手背腕中，在阳溪、阳池中间陷中是穴。"

【别名】池泉（《针灸经外奇穴图谱》）。

【归经】属经外奇穴。

【位置】手腕背侧横纹中，当指总伸肌腱桡侧的凹陷处。

0309 中俞髎 Zhōngshūliáo

【出处】《素问·骨空论》。

【正名】足三里，见161页0733号。

0310 中庭 Zhōngtíng（RN16）

【出处】《针灸甲乙经》："胸胁榰满，膈塞饮食不下，呕吐食复出，中庭主之。"

【别名】龙颔（《千金翼方》）。

【归经】属任脉。

【位置】在胸部，当前正中线上，平第五肋间，即胸剑结合部。

0311 **中都** Zhōngdū（LR6）

【出处】《针灸甲乙经》："肠澼，中郄主之。"《脉经》、《备急千金要方》名"中都。"

【别名】中郄（《针灸甲乙经》、《外台秘要》）、太阴（《外台秘要》）、大阴（《针灸学》）。

【归经】属足厥阴肝经。

【位置】在小腿内侧，当足内踝尖上 7 寸，胫骨内侧面的中央。

0312 **中都** Zhōngdū

【出处】《针灸甲乙经》、《铜人腧穴针灸图经》。

【正名】神门，见 236 页 1091 号。

0313 **中窌** Zhōngliáo

【出处】《针灸甲乙经》。

【正名】中髎，见 71 页 0326 号。

0314 **中脘** Zhōngwǎn（RN12）

【出处】《针灸甲乙经》："腹胀不通，寒中伤饱，食饮不化，中脘主之。"

【别名】上纪、胃脘（《素问·气穴论》王冰注）、大仓（《灵枢·根结》）、中管（《备急千金要方》）、三管（《脉经》）、太仓（《难经》）、胃募（《千金翼方》）、胃管（《脉经》）、中腕（《普济方》）。

【归经】属任脉，是足阳明胃经募穴；八会穴之一，腑会中脘；任脉与手太阳、手少阳、足阳明经交会穴。

【位置】在上腹部，前正中线上，当脐中上 4 寸。

0315 **中渚** Zhōngzhǔ（SJ3）

【出处】《灵枢・本输》："注于中渚。"

【别名】下都（《奇效良方》）、中注（《针灸甲乙经》）。

【归经】属手少阳三焦经，是手少阳三焦经输穴。

【位置】在手背部，当环指本节（掌指关节）的后方，在第四、五掌骨间的凹陷处。

0316 **中渎** Zhōngdú（GB32）

【出处】《针灸甲乙经》："寒气在分肉间，痛上下，痹不仁，中渎主之。"

【别名】中犊（《针灸甲乙经》）、下渎（《医学入门》）。

【归经】属足少阳胆经。

【位置】在大腿外侧，当风市下 2 寸，或腘横纹上 5 寸，股外侧肌与股二头肌之间。

0317 **中犊** Zhōngdú

【出处】《针灸甲乙经》。

【正名】中渎，见 69 页 0316 号。

0318 **中腕** Zhōngwǎn

【出处】《普济方》。

【正名】中脘，见 68 页 0314 号。

0319 **中魁** Zhōngkuí（EX-UE4）

【出处】《扁鹊神应针灸玉龙经》："在中指第二节尖。"

【归经】属经外奇穴。

【位置】在中指背侧指间关节的中点处。

0320 **中魁** Zhōngkuí

【出处】《针灸甲乙经》。

【正名】阳溪，见 151 页 0690 号。

0321 **中管** Zhōngguǎn

【出处】《外台秘要》。

【正名】水分，见 91 页 0417 号。

0322 **中管** Zhōngguǎn

【出处】《备急千金要方》。

【正名】中脘，见 68 页 0314 号。

0323 **中膂** Zhōnglǚ

【出处】《灵枢·刺节真邪》。

【正名】中膂俞，见 71 页 0325 号。

0324 **中膂内俞** Zhōnglǚnèishū

【出处】《针灸甲乙经》、《外台秘要》。

【正名】中膂俞，见71页0325号。

0325 **中膂俞** Zhōnglǚshū（BL29）

【出处】《针灸甲乙经》："中膂俞，在二十椎下。"

【别名】中膂内俞（《针灸甲乙经》、《外台秘要》）、脊内俞（《太平圣惠方》）、中膂（《灵枢·刺节真邪》）、旋俞（《经穴汇解》）、手少阴窬、重下窬（《医心方》）。

【归经】属足太阳膀胱经。

【位置】在骶部，当骶正中嵴旁1.5寸，平第三骶后孔。

0326 **中髎** Zhōngliáo（BL33）

【出处】《针灸甲乙经》："女子赤淫时白，气癃，月事少，中髎主之。"

【别名】中窌（《针灸甲乙经》）。

【归经】属足太阳膀胱经。

【位置】在骶部，当次髎下内方，适对第三骶后孔处。

0327 **内廷** Nèitíng

【出处】《千金翼方》。

【正名】内庭，见72页0332号。

0328 **内关** Nèiguān（PC6）

【出处】《灵枢·经脉》："手心主之别，名曰内关。"

【别名】阴维（《扁鹊神应针灸玉龙经》）。

【归经】属手厥阴心包经，是手厥阴心包经的络穴、原穴，八脉交会穴之一。

【位置】在前臂掌侧，当曲泽与大陵的连线上，腕横纹上 2 寸，掌长肌腱与桡侧腕屈肌腱之间。

0329 **内迎香** Néiyíngxiāng（EX-HN9）

【出处】《扁鹊神应针灸玉龙经》："内迎香，在鼻孔内。"

【归经】属经外奇穴。

【位置】在鼻孔内，当鼻翼软骨与鼻甲交界的粘膜处。

0330 **内昆仑** Nèikūnlún

【出处】《千金翼方》。

【正名】太溪，见 56 页 0262 号。

0331 **内昆仑** Nèikūnlún

【出处】《太平圣惠方》。

【正名】昆仑，见 187 页 0854 号。

0332 **内庭** Nèitíng（ST44）

【出处】《灵枢·本输》："溜于内庭。"

【别名】内廷（《千金翼方》）。

【归经】属足阳明胃经，是足阳明胃经荥穴。

【位置】在足背，当二、三趾间，趾蹼缘后方赤白肉际处。

0333 内眦外 Nèizìwài

【出处】《针灸学》。

【正名】睛明，见293页1355号。

0334 内筋 Nèijīn

【出处】《循经考穴论》。

【正名】交信，见140页0643号。

0335 内踝尖 Nèihuáijiān（EX-LE8）

【出处】《备急灸法》："转筋在股内，灸两内踝尖。"

【别名】踝尖（《类经图翼》）、吕细（《针灸孔穴及其疗法便览》）。

【归经】属经外奇穴。

【位置】在足内侧面，内踝的凸起处。

0336 气门 Qìmén

【出处】《备急千金要方》："在关元旁三寸。"

【归经】属经外奇穴。

【位置】腹部，关元穴旁开三寸处。

0337 **气之阴郄** Qìzhīyīnxì

【出处】《针灸甲乙经》。

【正名】长强，见 82 页 0380 号。

0338 **气户** Qìhù（ST13）

【出处】《针灸甲乙经》："胸胁榰满，喘满上气，呼吸肩息，不知食味，气户主之。"

【归经】属足阳明胃经。

【位置】在颈部，当锁骨中点下缘，距前正中线 4 寸。

0339 **气穴** Qìxué（KI13）

【出处】《针灸甲乙经》："月水不通，奔气上下引腰脊痛，气穴主之。"

【别名】胞门（《针灸甲乙经》）、子户（《备急千金方》）、子宫（《针灸全书》）。

【归经】属足少阴肾经。

【位置】在下腹部，当脐中下 3 寸，前正中线旁开 0.5 寸。

0340 **气合** Qìhé

【出处】《铜人腧穴针灸图经》。

【正名】神阙，见 239 页 1104 号。

0341 **气冲** Qìchōng（ST30）

【出处】《针灸甲乙经》："妇人无子及少腹痛，刺气冲主之。”

【别名】气衔（《素问·刺禁论》王冰注）、羊屎（《实用针灸学》）、气堂（《备急千金要方》）。

【归经】属足阳明胃经，是冲脉所起。

【位置】在腹股沟稍上方，当脐中下5寸，距前正中线旁开2寸。

0342 **气舍** Qìshè（ST11）

【出处】《针灸甲乙经》：“瘤瘿，气舍主之。”

【归经】属足阳明胃经。

【位置】在颈部，当锁骨内侧端的上缘，胸锁乳突肌的胸骨头与锁骨头之间。

0343 **气舍** Qìshè

【出处】《外台秘要》。

【正名】神阙，见239页1104号。

0344 **气郄** Qìxì

【出处】《针灸大全》。

【正名】长强，见82页0380号。

0345 **气朊** Qìguì

【出处】《西方子明堂灸经》。

【正名】中极，见64页0298号。

0346 **气鱼** Qìyú

【出处】《黄帝蝦蟆经》。

【正名】中极，见 64 页 0298 号。

0347 **气府** Qìfǔ

【出处】《针灸甲乙经》。

【正名】京门，见 199 页 0912 号。

0348 **气泽** Qìzé

【出处】《厘正按摩要术》。

【正名】气海，见 76 页 0351 号。

0349 **气俞** Qìshū

【出处】《针灸甲乙经》。

【正名】京门，见 199 页 0912 号。

0350 **气原** Qìyuán

【出处】《针灸甲乙经》、《外台秘要》。

【正名】中极，见 64 页 0298 号。

0351 **气海** Qìhǎi（RN6）

【出处】《灵枢·九针十二原》所载“脖胦”，即指本穴。《脉经》始名“气海。”

【别名】脖胦（《灵枢·九针十二原》、《针灸甲乙经》)、下肓(《针灸甲乙经》)、丹田(《脉经》、《普济本事方》)、肓之原(《灵枢·四时气》)、肓原(《脉经》)、下言(《针灸集成》)、气泽(《厘正按摩要术》)、季肿(《中华针灸学》)、下气海(《针灸学》)、膊胦(《针灸指南》)。

【归经】属任脉，是肓之原穴。

【位置】在下腹部，前正中线上，当脐中下 1.5 寸。

0352 **气海** Qìhǎi

【出处】《经脉发挥》。

【正名】关元，见 142 页 0649 号。

0353 **气海俞** Qìhǎishū (BL24)

【出处】《太平圣惠方》：“气海俞一穴。”

【归经】属足太阳膀胱经。

【位置】在腰部，当第 3 腰椎棘突下，旁开 1.5 寸。

0354 **气堂** Qìtáng

【出处】《备急千金要方》。

【正名】气冲，见 74 页 0341 号。

0355 **气堂** Qìtáng

【出处】《经穴纂要》。

【正名】尺泽，见 89 页 0412 号。

0356 **气街** Qījiē

【出处】《素问·刺禁论》王冰注。

【正名】气冲，见 74 页 0341 号。

0357 **气端** Qīduān（EX-LE12）

【出处】《备急千金要方》：“其足十趾端，名曰气端。”

【归经】属经外奇穴。

【位置】在足十趾尖端，距趾甲游离缘 0.1 寸（指寸），左右共十穴。

0358 **手十指头** Shǒushízhǐtóu

【出处】《备急千金要方》。

【正名】十宣，见 2 页 0007 号。

0359 **手十指间** Shǒushízhǐjiān

【出处】《素问·刺疟篇》。

【正名】八邪，见 3 页 0010 号。

0360 **手十指端** Shǒushízhǐduān

【出处】《备急千金要方》。

【正名】十宣，见 2 页 0007 号。

0361 **手三里** Shǒusānlǐ（LI10）

【出处】《针灸甲乙经》：“腰痛不得卧，手三里主之。”

【别名】三里（《备急千金要方》）、上三里（《经穴汇解》）、鬼邪（《针灸全书》）。

【归经】属手阳明大肠经。

【位置】在前臂背面桡侧，当阳溪穴与曲池穴的连线上，肘横纹下 2 寸。

0362 手下廉 Shǒuxiàlián

【出处】《圣济总录》。

【正名】下廉，见 14 页 0064 号。

0363 手上廉 Shǒushànglián

【出处】《圣济总录》。

【正名】上廉，见 29 页 0132 号。

0364 手五里 Shǒuwǔlǐ（LI13）

【出处】《针灸甲乙经》："少气，灸手五里。"

【别名】五里（《灵枢·本输》）、臂五里（《圣济总录》）、尺之五里（《灵枢·小针解》）、尺之五间（《中华针灸学》）。

【归经】属手阳明大肠经。

【位置】在臂外侧，当曲池穴与肩髃连线上，曲池穴上 3 寸处。

0365 手太阳穴 Shǒutàiyángxuè

【出处】《千金要方》。

【正名】小指尖，见 34 页 0158 号。

0366 **手少阴** Shǒushàoyīn

【出处】《千金翼方》。

【正名】少冲，见 61 页 0286 号。

0367 **手少阴郄** Shǒushàoyīnxì

【出处】《针灸甲乙经》。

【正名】阴郄，见 154 页 0707 号。

0368 **手少阴窬** Shǒushàoyīnyú

【出处】《医心方》。

【正名】中膂俞，见 71 页 0325 号。

0369 **手心** Shǒuxīn

【出处】《圣济总录》。

【正名】劳宫，见 158 页 0723 号。

0370 **手心主** Shǒuxīnzhǔ

【出处】《素问・缪刺论》王冰注。

【正名】中冲，见 64 页 0296 号。

0371 **手逆注** Shǒunìzhù

【出处】《备急千金要方》："在左右手腕后六寸。"

【别名】臂中（《常用新医疗法手册》）、治瘫 3（《针灸学》）。

【归经】属经外奇穴。

【位置】前臂屈侧，腕横纹上 6 寸，掌长肌腱与桡侧腕屈肌腱之间。

0372 手掌后臂间穴 Shǒuzhǎnghòubìjiānxuè

【出处】《针灸图翼》。

【正名】臂间，见 322 页 1480 号。

0373 手踝 Shǒuhuái

【出处】《针灸孔穴及其疗法便览》："手背腕上踝骨尖上。"

【归经】属经外奇穴。

【位置】手腕背侧，桡骨茎突之高点处。

0374 长平 Chángpíng

【出处】《千金翼方》。

【正名】长谷，见 82 页 0376 号。

0375 长平 Chángpíng

【出处】《针灸甲乙经》、《外台秘要》。

【正名】章门，见 268 页 1241 号。

0376 **长谷** Chánggǔ

【出处】《备急千金要方》："穴在夹脐相去五寸。"

【别名】循际（《备急千金要方》）、长平（《千金翼方》）、循元、循脊（《针灸集成》）。

【归经】属经外奇穴。

【位置】腹部，脐中旁开 2.5 寸。

0377 **长谷** Chánggǔ

【出处】《备急千金要方》。

【正名】天枢，见 41 页 0190 号。

0378 **长类** Chánglèi

【出处】《针灸全书》。

【正名】口禾髎，见 30 页 0138 号。

0379 **长颊** Chángjiá

【出处】《针灸聚英》。

【正名】口禾髎，见 30 页 0138 号。

0380 **长强** Chángqiáng（DU1）

【出处】《灵枢·经脉》："督脉之别，名曰长强。"

【别名】气之阴郄（《针灸甲乙经》）、骨骶、穷骨（《灵枢·癫狂》）、龟尾、尾翠骨、骶上（《太平圣惠方》）、尾闾（《古今医统大全》）、尾骨（《千金翼方》）、朝天岭、尾骨下空（《素问》）、脊骶端（《针灸甲乙经》）、橛骨（《素问·骨空论》）、胸之阴郄、畺尾（《西方子明堂灸经》）、尾骶（《经穴图考》）、撅骨（《针灸聚英》）、厥骨（《太素·灸寒热法》）、龙骨（《经穴纂要》）、尾蛆骨、骶骨（《人镜经》）、龙虎穴、曹溪路、三分闾、河车路、朝天巅、上天梯（《东医宝鉴》）、气郄（《针灸大全》）、下极（《难经·二十八难》杨玄操注）。

【归经】属督脉，是督脉络穴，督脉与足少阴、足少阳经交会穴。

【位置】在尾骨端下，当尾骨端与肛门连线的中点处。

0381 **长频** Chánghuì

【出处】《针灸大成》。

【正名】口禾髎，见30页0138号。

0382 **长频** Chángpín

【出处】《铜人腧穴针灸图经》。

【正名】口禾髎，见30页0138号。

0383 **长溪** Chángxī

【出处】《针灸甲乙经》。

【正名】天枢，见41页0190号。

0384 **长窟** Chángkū

【出处】《针灸集书》。

【正名】腹结，见298页1375号。

0385 **长髎** Chángliáo

【出处】《针灸大全》。

【正名】口禾髎，见30页0138号。

0386 **仆参** Púcān（BL61）

【出处】《针灸甲乙经》："癫疾，僵仆，转筋，仆参主之。"

【别名】安邪（《针灸甲乙经》、《外台秘要》)、安耶（《备急千金要方》)。

【归经】属足太阳膀胱经，是足太阳经与阳跻脉交会穴。

【位置】在足外侧部，外踝后下方，昆仑穴直下，跟骨外侧，赤白肉际处。

0387 **分中** Fēnzhōng

【出处】《针方六集》。

【正名】环跳，见183页0834号。

0388 **分水** Fēnshuǐ

【出处】《太平圣惠方》、《黄帝明堂灸经》。

【正名】水分，见 91 页 0417 号。

0389 **分肉** Fēnròu

【出处】《针灸聚英》。

【正名】阳辅，见 150 页 0685 号。

0390 **分间** Fēnjiān

【出处】《实用针灸学》。

【正名】阳辅，见 150 页 0685 号。

0391 **公孙** Gōngsūn（SP4）

【出处】《灵枢·经脉》："足太阴之别，名曰公孙。"

【归经】属足太阴脾经。是足太阴脾经络穴，八脉交经（会）穴之一，是足太阴脾经原穴。

【位置】在足内侧缘，当第 1 跖骨基底的前下方。

0392 **月髎** Yuèliáo

【出处】《新编实用腧穴学》。

【正名】丝竹空，见 112 页 0511 号。

0393 **风门** Fēngmén（BL12）

【出处】《针灸甲乙经》："风眩头痛，鼻不利，时嚏，清涕自出，风门主之。"

【别名】热府（《针灸甲乙经》）。

【归经】属足太阳膀胱经。

【位置】在背部，当第二胸椎棘突下，旁开 1.5 寸。

0394 风水 Fēngshuǐ

【出处】《针灸逢源》。

【正名】水分，见 91 页 0417 号。

0395 风市 Fēngshì（GB31）

【出处】《肘后备急方》："治内毒脚弱痹满上气方……次乃灸风市百壮"

【别名】垂手（《医学原始》）。

【归经】属足少阳胆经。

【位置】在大腿外侧部的中线上，当腘横纹上 7 寸，或直立垂手时，中指尖处。

0396 风池 Fēngchí（GB20）

【出处】《灵枢·热病》："风池二。"

【别名】热府（《中华针灸学》）。

【归经】属足少阳胆经，是足少阳胆经、阳维脉交会穴。

【位置】在项部，当枕骨之下，与风府相平，胸锁乳突肌与斜方肌上端之间的凹陷处。

0397 风府 Fēngfǔ（DU16）

【出处】《素问·骨空论》："大风颈项痛，刺风府。"

【别名】舌本（《针灸甲乙经》）、鬼枕（《备急千金要方》）、鬼穴（《千金翼方》）、曹溪（《普济本事方》）、惺惺（《画墁录》）、鬼林（《针灸学》）、思枕（《中国针灸学》）。

【归经】属督脉，是督脉、阳维脉交会穴。

【位置】在项部，当后发际正中直上1寸，枕外隆凸直下，两侧斜方肌之间凹陷中。

0398 **风府** Fēngfǔ

【出处】《医心方》。

【正名】大杼，见19页0086号。

0399 **丹田** Dāntián

【出处】《针灸甲乙经》。

【正名】石门，见97页0444号。

0400 **丹田** Dāntián

【出处】《脉经》、《普济本事方》。

【正名】气海，见76页0351号。

0401 **丹田** Dāntián

【出处】《扁鹊神应针灸玉龙经》。

【正名】关元，见142页0649号。

0402 **凤眼** Fèngyǎn

【出处】《针灸经外奇穴治疗诀》："拇指外侧屈指第一关节横纹之端。"

【归经】属经外奇穴。

【位置】手拇指桡侧缘，指骨关节横纹头赤白肉际处。

0403 **心包腧** Xīnbāoshū

【出处】《针方六集》。

【正名】厥阴俞，见 279 页 1285 号。

0404 **心主** Xīnzhǔ

【出处】《脉经》。

【正名】大陵，见 22 页 0099 号。

0405 **心念** Xīnniàn

【出处】《灸法残卷图》。

【正名】心俞，见 88 页 0406 号。

0406 **心俞** Xīnshū（BL15）

【出处】《灵枢·背腧》："心俞在五焦（椎）之间。"

【别名】心念（《灸法残卷图》）、心腧（《灵枢·背腧》）、背俞（《中华针灸学》）。

【归经】属足太阳膀胱经，是心的背俞穴。

【位置】地背部，当第五胸椎棘突下，旁开 1.5 寸处。

0407 **心募** Xīnmù

【出处】《中华针灸学》。

【正名】巨阙，见 59 页 0276 号。

0408 **心舒** Xīnshū

【出处】《实用针灸学》。

【正名】巨阙俞，见 59 页 0277 号。

0409 **心腧** Xīnshū

【出处】《灵枢・背腧》。

【正名】心俞，见 88 页 0406 号。

0410 **尺之五里** Chǐzhīwǔlǐ

【出处】《灵枢・小针解》。

【正名】手五里，见 79 页 0364 号。

0411 **尺之五间** Chǐzhīwǔjiān

【出处】《中华针灸学》。

【正名】手五里，见 79 页 0364 号。

0412 **尺泽** Chǐzé（LU5）

【出处】《灵枢・本输》："入于尺泽。"

【别名】鬼受（《备急千金方》）、鬼堂（《千金翼方》）、气堂（《经穴纂要》）、天泽（《素问·皮部论》张隐庵注）。

【归经】属手太阴肺经，是手太阴肺经合穴。

【位置】在肘横纹中，肱二头肌腱桡侧凹陷处。

0413 尺盖 Chǐgài

【出处】《针灸学》。

【正名】缺盆，见 246 页 1135 号。

0414 孔最 Kǒngzuì（LU6）

【出处】《针灸甲乙经》："孔最……去腕七寸。"

【归经】属手太阴肺经。

【位置】在前臂掌面桡侧，当尺泽与太渊连线上，腕横纹上 7 寸。

0415 水门 Shuǐmén

【出处】《针灸甲乙经》。

【正名】水突，见 92 页 0423 号。

0416 水天 Shuǐtiān

【出处】《中国针灸学》。

【正名】水突，见 92 页 0423 号。

0417 **水分** Shuǐfēn（RN9）

【出处】《针灸甲乙经》："痓，脊强里紧，腹中拘急痛，水分主之。"

【别名】中守（《千金翼方》、《类经图翼》）、分水（《太平圣惠方》、《黄帝明堂灸经》）、中管（《外台秘要》）、风水（《针灸逢源》）。

【归经】属任脉。

【位置】在上腹部，前正中线上，当脐中上 1 寸。

0418 **水穴** Shuǐxuè

【出处】《外台秘要》、《圣济总录》。

【正名】扶突，见 160 页 0728 号。

0419 **水沟** Shuǐgōu（DU26）

【出处】《针灸甲乙经》："寒热头痛，水沟主之。"

【别名】人中（《肘后备急方》）、鼻下人中（《针灸甲乙经》）、鬼厅（《圣济总录》）、鬼市（《千金翼方》）、鬼客厅、鬼宫（《备急千金要方》）。

【归经】属督脉，是督脉、手足阳明经交会穴。

【位置】在面部，当人中沟的上 1/3 与中 1/3 交点处。

0420 **水泉** Shuǐquán（KI5）

【出处】《针灸甲乙经》："月水不来而多闭……水泉主之。"

【别名】水原（《外台秘要》）。

【归经】属足少阴肾经。

【位置】在足内侧，内踝后下方，当太溪直下 1 寸（指寸），跟骨结节的内侧凹陷处。

0421 水泉 Shuǐquán

【出处】《会元针灸学》。

【正名】扶突，见 160 页 0728 号。

0422 水泉 Shuǐquán

【出处】《备急千金要方》。

【正名】大敦，见 23 页 0105 号。

0423 水突 Shuǐtū（ST10）

【出处】《针灸甲乙经》：“咳逆上气，咽喉痛肿，呼吸短气，喘息不通，水突主之。”

【别名】水门（《针灸甲乙经》）、水天（《中国针灸学》）。

【归经】属足阳明胃经。

【位置】在颈部，胸锁乳突肌的前缘，当人迎与气舍连线的中点。

0424 水突 Shuǐtū

【出处】《经穴汇解》。

【正名】扶突，见 160 页 0728 号。

0425 **水原** Shuǐyuán

【出处】《外台秘要》。

【正名】水泉，见 91 页 0420 号。

0426 **水道** Shuǐdào（ST28）

【出处】《针灸甲乙经》："三焦约，大小便不通，水道主之。"

【别名】胞门、子户（《千金翼方》）。

【归经】属足阳明胃经。

【位置】在下腹部，当脐中下 3 寸，距前正中线 2 寸。

五　画

0427 **玉户** Yùhù

【出处】《针灸甲乙经》。

【正名】天突，见 44 页 0201 号。

0428 **玉环俞** Yùhuánshū

【出处】《中华针灸学》。

【正名】白环俞，见 107 页 0488 号。

0429 **玉英** Yùyīng

【出处】《针灸甲乙经》、《外台秘要》。

【正名】玉堂，见 95 页 0434 号。

0430 **玉枕** Yùzhěn（BL9）

【出处】《针灸甲乙经》："头眩，目痛，头半寒，玉枕主之。"

【归经】足太阳膀胱经。

【位置】在后头部，当后发际正中直上 2.5 寸，旁开 1.3 寸，平枕外隆凸上缘的凹陷处。

0431 **玉房俞** Yùfángshū

【出处】《中华针灸学》。

【正名】白环俞，见 107 页 0488 号。

0432 **玉柱** Yùzhù

【出处】《太平圣惠方》。

【正名】承山，见 207 页 0951 号。

0433 **玉泉** Yùquán

【出处】《针灸甲乙经》、《外台秘要》。

【正名】中极，见 64 页 0298 号。

0434 **玉堂** Yùtáng（RN18）

【出处】《难经·三十一难》："三焦者，……其治在膻中，玉堂下一寸六分。"

【别名】玉英（《针灸甲乙经》、《外台秘要》）。

【归经】属任脉。

【位置】在胸部，当前正中线上，平第三肋间。

0435 **玉液** Yùyè（EX-HN13）

【出处】《针灸大成》："左金津，右玉液二穴，在舌下两旁，紫脉上是穴。"

【归经】属经外奇穴。

【位置】在口腔内，当舌下系带右侧的静脉上。

0436 正面 Zhèngmiàn

【出处】《古今医统大全》。

【正名】素髎，见 244 页 1125 号。

0437 正营 Zhèngyíng（GB17）

【出处】《针灸甲乙经》："上齿龋痛，恶风寒，正营主之。"

【归经】属足少阳胆经，足少阳胆经、阳维之会穴。

【位置】在头部，当前发际上 2.5 寸，头正中线旁开 2.25 寸。

0438 本池 Běnchí

【出处】《针灸甲乙经》。

【正名】廉泉，见 300 页 1384 号。

0439 本神 Běnshén（GB13）

【出处】《针灸甲乙经》："头痛目眩，颈项强急，胸胁相引，不得倾侧，本神主之"

【归经】属足少阳胆经，是足少阳胆经、阳维脉交会穴。

【位置】在头部，当前发际上 0.5 寸，神庭旁开 3 寸，神庭与头维连线的内 2/3 与外 1/3 交点处。

0440 本神 Běnshén

【出处】《西方子明堂灸经》。

【正名】大杼，见 19 页 0086 号。

0441 **匝风** Zāfēng

【出处】《针灸甲乙经》。

【正名】脑户，见 250 页 1156 号。

0442 **左神聪** Zuǒshéncōng

【出处】《类经图翼》。

【正名】四神聪，见 104 页 0475 号。

0443 **厉兑** Lìduì（ST45）

【出处】《灵枢·本输》："胃出于厉兑。"

【归经】属足阳明胃经，是足阳明胃经井穴。

【位置】在足第二趾末节外侧，距趾甲角 0.1 寸（指寸）。

0444 **石门** Shímén（RN5）

【出处】《针灸甲乙经》："脐下疝，绕脐痛，石门主之。"

【别名】端田（《普济方》、《西方子明堂灸经》）、利机、精露、丹田、命门（《针灸甲乙经》）、精室（《太平圣惠方》）、绝孕（《实用针灸学》）、俞门（《针灸集成》）、三焦募（《素问·气府论》王冰注）、后门（《医学纲目》）。

【归经】属任脉，是手少阳三焦经募穴。

【位置】在下腹部，前正中线上，当脐中下 2 寸。

0445 石门 Shímén

【出处】《西方子明堂灸经》。

【正名】石关，见 98 页 0446 号。

0446 石关 Shíguān（KI18）

【出处】《针灸甲乙经》："妇人子脏中有恶血，内逆满痛，石关主之。"

【别名】石阙（《备急千金要方》）、石门（《西方子明堂灸经》）、食关（《针方六集》）、右关（《太平圣惠方》）。

【归经】属足少阴肾经，是足少阴肾经与冲脉交会穴。

【位置】在上腹部，当脐中上 3 寸，前正中线旁开 0.5 寸。

0447 石宫 Shígōng

【出处】《外台秘要》。

【正名】阴郄，见 154 页 0707 号。

0448 石宫 Shígōng

【出处】《铜人腧穴针灸图经》。

【正名】阴都，见 155 页 0712 号。

0449 **石阙** Shíquè

【出处】《备急千金要方》。

【正名】石关，见 98 页 0446 号。

0450 **右关** Yòuguān

【出处】《太平圣惠方》。

【正名】石关，见 98 页 0446 号。

0451 **右神聪** Yòushéncōng

【出处】《类经图翼》。

【正名】四神聪，见 104 页 0475 号。

0452 **龙元** Lóngyuán

【出处】《针灸大成》。

【正名】龙玄，见 99 页 0453 号。

0453 **龙玄** Lóngxuán

【出处】《针灸大成》："龙玄二穴，在两手侧腕叉紫脉上。"

【别名】龙元（《针灸大成》）、龙虎（《经穴汇解》）。

【归经】属经外奇穴。

【位置】前臂桡侧，列缺穴上方之静脉处。

0454 **龙头** Lóngtóu

【出处】《医心方》。

【正名】鸠尾，见 172 页 0788 号。

0455 **龙头** Lóngtóu

【出处】《针灸经外奇穴治疗诀》。

【正名】龙颔，见 101 页 0462 号。

0456 **龙虎** Lónghú

【出处】《针灸大成》。

【正名】龙玄，见 99 页 0453 号。

0457 **龙虎穴** Lónghǔxuè

【出处】《东医宝鉴》。

【正名】长强，见 82 页 0380 号。

0458 **龙骨** Lónggǔ

【出处】《经穴纂要》。

【正名】长强，见 82 页 0380 号。

0459 **龙泉** Lóngquán

【出处】《备急千金要方》。

【正名】然谷，见 287 页 1324 号。

0460 **龙渊** Lóngyuān

【出处】《针灸甲乙经》。

【正名】然谷，见 287 页 1324 号。

0461 **龙颌** Lónghé

【出处】《新编实用腧穴学》。

【正名】中府，见 65 页 0302 号。

0462 **龙颔** Lónghàn

【出处】《备急千金要方》："在鸠尾头上行一寸半。"

【别名】龙头（《针灸经外奇穴治疗诀》）。

【归经】属经外奇穴。

【位置】胸骨中线，当胸骨剑突尖直上 1.5 寸处。

0463 **龙颔** Lónghàn

【出处】《千金翼方》。

【正名】中庭，见 67 页 0310 号。

0464 **平翳** Píngyì

【出处】《医宗金鉴》。

【正名】会阴，见 136 页 0623 号。

0465 **归来** Guīlái（ST29）

【出处】《针灸甲乙经》："奔豚，卵上入，痛引茎，归来主之。"

【别名】溪穴（《针灸甲乙经》）、豁穴（《中国针灸学》)、溪谷(《新编实用腧穴学》)。

【归经】属足阳明胃经。

【位置】在下腹部，当脐中下 4 寸，距前正中线 2 寸。

0466 **归髎** Guīliáo

【出处】《红医针疗法》。

【正名】提托，见 281 页 1292 号。

0467 **目内眦** Mùnèizī

【出处】《素问·气穴论》王冰注。

【正名】睛明，见 293 页 1355 号。

0468 **目窗** Mùchuāng（GB16）

【出处】《针灸甲乙经》：“目瞑，远视䀮䀮，目窗主之。”

【别名】至营(《外台秘要》)、至荥(《针灸甲乙经》)、至宫(《普济方》)、至荣(《针灸甲乙经》)。

【归经】属足少阳胆经，是足少阳、阳维脉交会穴。

【位置】在头部，当前发际上 1.5 寸，头正中线旁开 2.25 寸。

0469 **目髎** Mùliáo

【出处】《外台秘要》。

【正名】丝竹空，见 112 页 0511 号。

0470 **申脉** Shēnmài（BL62）

【出处】《针灸甲乙经》："癫狂，互引僵仆，申脉主之。"

【别名】阳跻（《素问·气穴论》王冰注）、鬼路（《千金翼方》）。

【归经】属足太阳膀胱经。

【位置】在足外侧部，外踝直下方凹陷中。

0471 **四中缝** Sìzhōngfèng

【出处】《中医研究工作资料汇编》第一辑。

【正名】四缝，见105页0478号。

0472 **四白** Sìbái（ST2）

【出处】《针灸甲乙经》："目痛口僻，戾目不明，四白主之。"

【归经】属足阳明胃经。

【位置】在面部，瞳孔直下，当眶下孔凹陷处。

0473 **四白** Sìbái

【出处】《循经考穴编》。

【正名】郄门，见193页0884号。

0474 **四穴** Sìxuè

【出处】《针灸经外奇穴图谱》。

【正名】四神聪，见 104 页 0475 号。

0475 **四神聪** Sìshéncōng（EX-HN1）

【出处】《银海精微》：“以百会穴为中，四边各开二寸半，乃神聪穴也。”

【别名】神聪四穴（《针灸资生经》）、四穴（《针灸经外奇穴图谱》）、前神聪、后神聪、左神聪、右神聪（《类经图翼》）。

【归经】属经外奇穴。

【位置】在头顶部，当百会前后左右各 1 寸，共四穴。

0476 **四渎** Sìdú（SJ9）

【出处】《针灸甲乙经》：“卒气聋，四渎主之。”

【归经】属手少阳三焦经。

【位置】在前臂背侧，当阳池与肘尖的连线上，肘尖下 5 寸，尺骨与桡骨之间。

0477 **四满** Sìmǎn（KI14）

【出处】《针灸甲乙经》：“振寒，大腹石水，四满主之。”

【别名】髓府（《针灸甲乙经》）、髓中（《针灸聚英》）、髓海（《经穴图考》）。

【归经】属足少阴肾经，是足少阴肾经与冲脉交会穴。

【位置】在下腹部，当脐中下 2 寸，前正中线旁开 0.5 寸处。

0478 **四缝** Sìfèng（EX-UE10）

【出处】《针灸大成》："在手四指内中节是穴。"

【别名】四中缝（《中医研究工作资料汇编》第一辑）。

【归经】属经外奇穴。

【位置】在第二至五指掌侧，近端指关节的中央，一侧四穴。

0479 **矢光** Shǐguāng

【出处】《杨敬斋针灸全书》。

【正名】攒竹，见 327 页 1493 号。

0480 **禾窌** Héliáo

【出处】《外台秘要》。

【正名】口禾髎，见 30 页 0138 号。

0481 **禾胶** Héjiāo

【出处】《圣济总录》。

【正名】口禾髎，见 30 页 0138 号。

0482 **禾窌** Héliáo

【出处】《针灸全书》。

【正名】口禾髎，见 30 页 0138 号。

0483 **禾聊** Héliáo

【出处】《太平圣惠方》。

【正名】口禾髎，见 30 页 0138 号。

0484 **丘虚** Qiūxū

【出处】《素问·气穴论》王冰注。

【正名】丘墟，见 106 页 0485 号。

0485 **丘墟** Qiūxū（GB40）

【出处】《灵枢·本输》："过于丘墟。"

【别名】邱墟（《神灸经论》）、丘虚（《素问·气穴论》王冰注）。

【归经】属足少阳胆经，是足少阳胆经原穴。

【位置】在足外踝的前下方，当趾长伸肌腱的外侧凹陷处。

0486 **付阳** Fùyáng

【出处】《备急千金要方》。

【正名】跗阳，见 282 页 1297 号。

0487 **白会** Báihuì

【出处】《灸法图残卷》。

【正名】百会，见 118 页 0535 号。

0488 **白环俞** Báihuánshū（BL30）

【出处】《针灸甲乙经》："白环俞，在第十一椎下。"

【别名】玉环俞、玉房俞（《中华针灸学》）、环俞（《圣济总录》）、解脊窬（《医心方》）。

【归经】属足太阳膀胱经。

【位置】在骶部，当骶正中嵴旁 1.5 寸，平第四骶后孔。

0489 **印堂** Yìntáng（EX-HN3）

【出处】《扁鹊神应针灸玉龙经》："印堂，在两眉间宛宛中。"

【别名】眉曲（《千金翼方》）、两眉间（《素问·刺疟篇》）。

【归经】属经外奇穴。

【位置】在额部，当两眉头之中间。

0490 **印堂** Yìntáng

【出处】《东医宝鉴》。

【正名】鱼腰，见 198 页 0908 号。

0491 **外勾** Wàigōu

【出处】《针灸资生经》。

【正名】伏兔，见 130 页 0592 号。

0492 外丘 Wàiqiū（GB36）

【出处】《针灸甲乙经》:“肤痛，痿痹，外丘主之。”

【归经】属足少阳胆经，足少阳经之郄穴。

【位置】在小腿外侧，当外踝尖上 7 寸，腓骨前缘，平阳交。

0493 外丘 Wàiqiū

【出处】《东医宝鉴》。

【正名】伏兔，见 130 页 0592 号。

0494 外关 Wàiguān（SJ5）

【出处】《灵枢・经脉》:“手少阳之别，名曰外关。”

【别名】阳维（《循经考穴编》)。

【归经】属手少阳三焦经，本经络穴，八脉交会穴之一，交阳维脉。

【位置】在前臂背侧，当阳池与肘尖的连线上，腕背横纹上 3 寸，尺骨与桡骨之间。

0495 外阳 Wàiyáng

【出处】《扁鹊神应针灸玉龙经》。

【正名】跗阳，见 282 页 1297 号。

0496 外劳宫 Wàiláogōng（EX-UE8）

【出处】《小儿推拿方脉活婴秘旨全书》:“在指下，

正对掌心是穴。”

【别名】叉气（《中级医刊》）、项强（《经外奇穴汇编》）、落零五（《常用新医疗法手册》）、落枕（《新医疗法手册》）。

【归经】属经外奇穴。

【位置】在手背侧，第二、三掌骨之间，掌指关节后 0.5 寸。

0497 外枢 Wàishū

【出处】《针灸甲乙经》。

【正名】维道，见 276 页 1273 号。

0498 外命 Wàimìng

【出处】《外台秘要》。

【正名】复溜，见 221 页 1015 号。

0499 外陵 Wàilíng（ST26）

【出处】《针灸甲乙经》：“腹中尽痛，外陵主之。”

【别名】天溪（《针灸甲乙经》）。

【归经】属足阳明胃经。

【位置】在下腹部，当脐中下 2 寸，距前正中线 2 寸。

0500 外踝尖 Wàihuáijiān（EX-LE9）

【出处】《备急千金要方》：“卒淋，灸外踝尖七壮。”

【归经】属经外奇穴。

【位置】在足外侧面，外踝的凸起处。

0501 **外膝眼** Wàixīyǎn

【出处】《备急千金要方》。

【正名】犊鼻，见 283 页 1303 号。

0502 **头冲** Tóuchōng

【出处】《备急千金要方》。

【正名】臂臑，见 322 页 1482 号。

0503 **头临泣** Tóulínqì（GB15）

【出处】《针灸甲乙经》："颊清，不得视，口沫泣出，两目眉头痛，临泣主之。"

【别名】临泣（《针灸甲乙经》）。

【归经】属足少阳胆经，是足少阳胆、足太阳与阳维脉交会穴。

【位置】在头部，当瞳孔直上入发际 0.5 寸，神庭与头维连线的中点处。

0504 **头窍阴** Tóuqiàoyīn（GB11）

【出处】《针灸甲乙》："头痛引颈，窍阴主之。"

【别名】枕骨（《素问·气穴论》王冰注）、窍阴（《针灸资生经》）、首窍阴（《圣济总录》）。

【归经】属足少阳胆经，是足少阳、足太阳经交会穴。

【位置】在头部，当耳后乳突的后上方，天冲与完骨的中 1/3 与下 1/3 交点处。

0505 **头维** Tóuwéi（ST8）

【出处】《针灸甲乙经》："寒热头痛如破，……头维主之。"

【别名】颡大（《中国针灸学》、《针灸学》）。

【归经】属足阳明胃经，是足阳明、少阳经与阳维脉交会穴。

【位置】在头侧部，当额角入发际上 0.5 寸，头正中线旁开 4.5 寸。

0506 **皮郄** Píxì

【出处】《中国针灸学》。

【正名】承扶，见 208 页 0954 号。

0507 **皮部** Píbù

【出处】《针灸甲乙经》。

【正名】承扶，见 208 页 0954 号。

0508 **发际** Fàjì

【出处】《灵枢·热病》。

【正名】神庭，见 238 页 1099 号。

0509 **发际穴** Fàjīxué

【出处】《太平圣惠方》："小儿风痫者，……灸鼻柱上发际宛宛中三壮。"

【归经】属经外奇穴。

【位置】头额部，前发际之中点处。

0510 **丝竹** Sīzhú

【出处】《太平圣惠方》、《儒门事亲》。

【正名】丝竹空，见112页0511号。

0511 **丝竹空** Sīzhúkōng（SJ23）

【出处】《针灸甲乙经》："眩，头痛，刺丝竹空主之。"

【别名】目髎（《外台秘要》）、巨髎（《针灸甲乙经》）、月髎（《新编实用腧穴学》）、眉梢（《循经考穴编》）、系竹空（《医心方》）、丝竹（《太平圣惠方》、《儒门事亲》）。

【归经】属手少阳三焦经。

【位置】在面部，当眉梢凹陷处。

六　画

0512 **地五会** Dìwǔhuì（GB42）

【出处】《针灸甲乙经》："内伤唾血不足，外无膏泽，刺第（地）五会。"

【归经】属足少阳胆经。

【位置】在足背外侧，当足四趾本节（第四跖趾关节）的后方，第四、五跖骨之间，小趾伸肌腱的内侧缘。

0513 **地仓** Dìcāng（ST4）

【出处】《针灸甲乙经》："口缓不收，不能言语，手足痿躄不能行，地仓主之。"

【别名】会维（《针灸甲乙经》）、胃维（《外台秘要》）、地苍（《太平圣惠方》）。

【归经】属足阳明胃经，是手、足阳明经、阳跻脉交会穴。

【位置】在面部，口角外侧，上直瞳孔。

0514 **地头** Dìtóu

【出处】《针灸全书》。

【正名】温溜，见 289 页 1337 号。

0515 地机 Dìjī（SP8）

【出处】《针灸甲乙经》："溏瘕，腹中痛，脏痹，地机主之。"

【别名】脾舍（《针灸甲乙经》）、地箕（《医学入门》）、太阴郄（《备急千金要方》）。

【归经】属足太阴脾经，是足太阴脾经郄穴。

【位置】在小腿内侧，当内踝尖与阴陵泉连线上，阴陵泉下3寸。

0516 地合 Dìhé

【出处】《刺疔捷法》："地合，颔梭正中。"

【归经】属经外奇穴。

【位置】下颌部，下颌骨正中向前突起之高点处。

0517 地冲 Dìchōng

【出处】《针灸甲乙经》。

【正名】涌泉，见256页1187号。

0518 地苍 Dìcāng

【出处】《太平圣惠方》。

【正名】地仓，见113页0513号。

0519 地箕 Dìjī

【出处】《医学入门》。

【正名】地机，见 114 页 0515 号。

0520 **地衢** Dìqú

【出处】《会元针灸学》。

【正名】涌泉，见 256 页 1187 号。

0521 **耳门** Ěrmén（SJ21）

【出处】《针灸甲乙经》："耳聋鸣，头颔痛，耳门主之。"

【归经】属手少阳三焦经。

【位置】在面部，当耳屏上切迹的前方，下颌骨髁突后缘，张口有凹陷处。

0522 **耳门** Ěrmén

【出处】《千金翼方》。

【正名】听会，见 164 页 0747 号。

0523 **耳尖** Ěrjiān（EX-HN6）

【出处】《奇效良方》："耳尖两穴，在耳尖上，卷耳取之，尖上是穴。"

【别名】耳涌（《刺疗捷法》）。

【归经】属经外奇穴。

【位置】在耳廓的上方，当折耳向前，耳廓上方的尖端处。

0524 **耳和髎** Ěrhéliáo（SJ22）

【出处】《针灸甲乙经》:“头重颔痛，引耳中，侬侬嘈嘈，和髎主之。”

【归经】属手少阳三焦经，手足少阳、手太阳之会。

【位置】在头侧部，当鬓发后缘，平耳廓根之前方，颞浅动脉的后缘。

0525 **耳骨** Ěrgǔ

【出处】《西方子明堂灸经》。

【正名】曲骨，见 125 页 0566 号。

0526 **耳涌** Ěryǒng

【出处】《刺疔捷法》。

【正名】耳尖，见 115 页 0523 号。

0527 **机关** Jīguān

【出处】《千金翼方》、《备急千金要方》。

【正名】颊车，见 280 页 1290 号。

0528 **机关** Jīguān

【出处】《针灸学》。

【正名】听会，见 164 页 0747 号。

0529 **权髎** Quánliáo

【出处】《备急千金要方》。

【正名】颧髎，见 333 页 1517 号。

0530 **臣觉** Chénjué（EX-B）

【出处】《备急千金要方》：“穴在背上甲内侧，反手所不及者，骨芒穴上，捻之痛者是也。”

【别名】巨揽（《备急千金要方》）、巨觉（《中国针灸学》）。

【归经】属经外奇穴。

【位置】肩胛部，肩胛骨内上角边际，两手相抱时，中指端尽处是穴。

0531 **西风** Xīfēng

【出处】《针灸学》。

【正名】脑户，见 250 页 1156 号。

0532 **厌舌** Yànshé

【出处】《古今医统大全》。

【正名】哑门，见 216 页 0989 号。

0533 **百虫窝** Bǎichóngwō（EX-LE3）

【出处】《针灸大成》：“在膝内廉上三寸。”

【别名】血郄（《针灸集成》）。

【归经】属经外奇穴。

【位置】屈膝，在大腿内侧，髌底内侧端 3 寸，即血海上 1 寸。

0534 **百虫窠** Bǎichóngcháo

【出处】《针灸大全》。

【正名】血海，见 132 页 0604 号。

0535 **百会** Bǎihùi（DU20）

【出处】《针灸甲乙经》："顶头痛，风头重，目如脱，不可左右顾，百会主之。"

【别名】三阳五会（《史记・扁鹊仓公列传》）、巅上（《素问・热病》）、天满（《针灸资生经》）、泥丸宫（《本事方》）、维会（《针灸指南》）、天蒲（《普济方》）、顶中央一穴（《素问・气穴论》王冰注）、三阳、五会（《针灸大全》、《针灸大成》）、岭上（《古法新解会元针灸学》）、天山（《中华针灸学》）、顶上（《脉经》）、白会（《灸法图残卷》）、涅丸宫（《中华针灸学》）。

【归经】属督脉，是督脉、足太阳经交会穴。

【位置】在头部，当前发际正中直上 5 寸，或两耳尖连线的中点处。

0536 **百劳** Bǎiláo

【出处】《针灸全书》。

【正名】大杼，见 19 页 0086 号。

0537 **百劳** Bǎiláo

【出处】《扁鹊神应针灸玉龙经》。

【正名】大椎，见 23 页 0103 号。

0538 **百傍** Bǎibáng

【出处】《针灸全书》。

【正名】大杼，见19页0086号。

0539 **而明** Érmíng

【出处】《医心方》。

【正名】商阳，见269页1244号。

0540 **夺命** Duómíng（EX-UE）

【出处】《针灸聚英》："正在手膊上侧，筋骨陷中，虾膜儿上，自肩至肘，正在当中。"

【别名】虾膜（《医学纲目》）、惺惺（《医学入门》）。

【归经】属经外奇穴。

【位置】上臂前外侧，肩峰与肘横纹桡侧端间连线的中点。

0541 **列缺** Lièquē（LU7）

【出处】《灵枢·经脉》："手太阴之别，名曰列缺。"

【别名】童玄（《古今医统大全》）、腕劳（《中国针灸学》）、裂缺（《备急千金要方》）。

【归经】属手太阴肺经，是手太阴肺经络穴；八脉交会穴之一通于任脉。

【位置】在前臂桡侧缘，桡骨茎突上方，腕横纹上1.5寸。当肱桡肌与拇长展肌腱之间。

0542 **夹上星** Jiáshàngxīng

【出处】《千金翼方》。

【正名】伴星，见167页0762号。

0543 **夹白** Jiábái

【出处】《针灸穴名解》。

【正名】侠白，见191页0874号。

0544 **夹承浆** Jiáchéngjiāng

【出处】《千金翼方》："夹承浆穴，去承浆两边各一寸。"

【别名】颏髎、下地仓（《针灸学》）、痛关（《哈尔滨中医》）。

【归经】属经外奇穴。

【位置】颏部，于承浆穴（颏唇沟中点）两旁约1寸凹陷处（即下颌骨之颏孔处）。

0545 **夹脊** Jiájǐ（EX-B2）

【出处】《素问·刺疟篇》："十二疟者，……又刺项以下夹脊者必已。"

【别名】华佗夹脊（《中国针灸学》）、佗脊（《针灸经外奇穴治疗诀》）、华佗穴、脊旁（《针灸学简编》）。

【归经】属经外奇穴。

【位置】在背腰部，当第一胸椎至第五腰椎棘突下两侧，后正中线旁开0.5寸，一侧17穴。

0546 **夹溪** Jiáxī

【出处】《针灸聚英》。

【正名】侠溪，见 191 页 0875 号。

0547 **至阳** Zhìyáng（DU9）

【出处】《针灸甲乙经》："寒热懈懒，淫泺，胫酸，四肢重痛，少气难言，至阳主之。"

【别名】肺底（《医学原始》）。

【归经】属督脉。

【位置】在背部，当后正中线上，第七胸椎棘突下凹陷中。

0548 **至阴** Zhìyīn（BL67）

【出处】《灵枢·本输》："膀胱出于至阴。"

【别名】独阴（《经穴纂要》）。

【归经】属足太阳膀胱经，五腧之一，本经井穴。

【位置】在足小趾末节外侧，距趾甲角 0.1 寸（指寸）。

0549 **至荣** Zhìróng

【出处】《针灸甲乙经》。

【正名】目窗，见 102 页 0468 号。

0550 **至荥** Zhìxíng

【出处】《针灸甲乙经》。

【正名】目窗，见102页0468号。

0551 **至宫** Zhìgōng

【出处】《普济方》。

【正名】目窗，见102页0468号。

0552 **至营** Zhìyíng

【出处】《外台秘要》。

【正名】目窗，见102页0468号。

0553 **尘气** Chénqì

【出处】《针灸学》。

【正名】身柱，见168页0764号。

0554 **光明** Guāngmíng（GB37）

【出处】《灵枢·经脉》："足少阳之别，名曰光明。"

【归经】属足少阳胆经，是足少阳胆经的络穴。

【位置】在小腿外侧，当外踝尖上5寸，腓骨前缘。

0555 **光明** Guāngmíng

【出处】《铜人腧穴针灸图经》。

【正名】攒竹，见327页1493号。

0556 **当阳** Dāngyáng（EX-HN2）

【出处】《千金翼方》："当瞳子上入发际1寸，穴各当阳。”

【别名】太阳（《中国针灸学》）。

【归经】属经外奇穴。

【位置】在头前部，当瞳孔直上，前发际上1寸。

0557 **当阳** Dāngyáng

【出处】《中国针灸学》。

【正名】太阳，见54页0247号。

0558 **当乳** Dāngrǔ

【出处】《铜人腧穴针灸图经》。

【正名】乳中，见194页0887号。

0559 **曲牙** Qūyá

【出处】《素问·气穴论》王冰注。

【正名】颊车，见280页1290号。

0560 **曲节** Qūjié

【出处】《针灸甲乙经》、《外台秘要》。

【正名】少海，见63页0293号。

0561 **曲发** Qūfà

【出处】《太平圣惠方》。

【正名】曲鬓，见126页0573号。

0562 **曲池** Qūchí（LI11）

【出处】《灵枢·本输》："入于曲池。"

【别名】阳泽、鬼臣（《备急千金要方》）、鬼腿（《针灸大成》）、洪池（《疡医大全》）、肘尖（《针灸经纶》）。

【归经】属手阳明大肠经，是手阳明大肠经合穴。

【位置】在肘横纹外侧端，屈肘，当尺泽与肱骨外上髁连线中点。

0563 **曲折** Qūzhé

【出处】《东医宝鉴》。

【正名】少海，见63页0293号。

0564 **曲泽** Qūzé（PC3）

【出处】《灵枢·本输》："入于曲泽。"

【归经】属手厥阴心包经，是手厥阴心包经的合穴。

【位置】在肘横纹中，当肱二头肌腱的尺侧缘。

0565 **曲垣** Qūyuán（SI13）

【出处】《针灸甲乙经》："肩胛周痹，曲垣主之。"

【归经】属手太阳小肠经。

【位置】在肩胛部，冈上窝内侧端，当臑俞与第二胸椎棘突连线的中点处。

0566 **曲骨** Qūgǔ（RN2）

【出处】《针灸甲乙经》：“膀胱胀者，曲骨主之。”

【别名】尿胞（《备急千金要方》）、回骨（《铜人腧穴针灸图经》）、屈骨（《备急千金要方》）、耳骨（《西方子明堂灸经》）、屈骨端（《中国针灸学》）、曲骨端（《圣济总录》）。

【归经】属任脉。

【位置】在下腹部，当前正中线上，耻骨联合上缘的中点处。

0567 **曲骨** Qūgǔ

【出处】《西方子明堂灸经》。

【正名】横骨，见312页1436号。

0568 **曲骨端** Qūgǔduān

【出处】《圣济总录》。

【正名】曲骨，见125页0566号。

0569 **曲骨端** Qūgǔduān

【出处】《针灸逢源》。

【正名】横骨，见312页1436号。

0570 **曲泉** Qūquán（LR8）

【出处】《灵枢·本输》：“入于曲泉。”

【归经】属足厥阴肝经。

【位置】在膝内侧，屈膝，当膝关节内侧面横纹内侧端，股骨内侧踝的后缘，半腱肌、半膜肌止端的前缘凹陷处。

0571 **曲差** Qūchā（BL4）

【出处】《针灸甲乙经》：“头痛身热，鼻塞，喘息不利，烦满汗不出，曲差主之。”

【别名】鼻冲（《针灸甲乙经》）。

【归经】属足太阳膀胱经。

【位置】在头部，当前发际正中直上 0.5 寸，旁开 1.5 寸，即神庭穴与头维穴连线的内 1/3 与中 1/3 的交点上。

0572 **曲脉内** Qūqiūnèi

【出处】《针灸学》。

【正名】委中，见 189 页 0866 号。

0573 **曲鬓** Qūbìn（GB7）

【出处】《针灸甲乙经》：“颈颔榰满，痛引牙齿，口噤不开，急痛不能言，曲鬓主之。”

【别名】曲发（《太平圣惠方》）。

【归经】属足少阳胆经，是足太阳、足少阳经交会穴。

【位置】在部头，当耳前鬓角发际后缘的垂线与耳尖水平线交点处。

0574 **吕细** Lǚxì

【出处】《针灸孔穴及其疗法便览》。

【正名】内踝尖，见 73 页 0335 号。

0575 **吕细** Lǚxì

【出处】《针经指南》、《扁鹊神应针灸玉龙经》。

【正名】太溪，见 56 页 0262 号。

0576 **回骨** Huígǔ

【出处】《铜人腧穴针灸图经》。

【正名】曲骨，见 125 页 0566 号。

0577 **肉付** Ròufù

【出处】《云岐子论经络迎随补泻法》。

【正名】承山，见 207 页 0951 号。

0578 **肉郄** Ròuxì

【出处】《针灸甲乙经》。

【正名】承扶，见 208 页 0954 号。

0579 **肉柱** Ròuzhù

【出处】《针灸甲乙经》。

【正名】承山，见 207 页 0951 号。

0580 舌下 Shéxià

【出处】《素问·刺疟篇》。

【正名】廉泉，见 300 页 1384 号。

0581 舌水 Shéshuǐ

【出处】《针灸大成》。

【正名】廉泉，见 300 页 1384 号。

0582 舌本 Shéběn

【出处】《针灸甲乙经》。

【正名】风府，见 86 页 0397 号。

0583 舌本 Shéběn

【出处】《铜人腧穴针灸图经》。

【正名】廉泉，见 300 页 1384 号。

0584 舌厌 Shéyàn

【出处】《针灸甲乙经》。

【正名】哑门，见 216 页 0989 号。

0585 舌肿 Shézhǒng

【出处】《东医宝鉴》。

【正名】哑门，见 216 页 0989 号。

0586 **舌根** Shégēn

【出处】《古今医统大全》。

【正名】哑门，见 216 页 0989 号。

0587 **舌横** Shéhéng

【出处】《针灸甲乙经》。

【正名】哑门，见 216 页 0989 号。

0588 **竹杖** Zhúzhàng

【出处】《肘后备急方》："治卒腰痛……正立倚小竹，度其人足下至脐，断竹，及以度后，当脊中，灸竹上头处。"《中国针灸学》名"竹杖。"

【归经】属经外奇穴。

【位置】腰部，后正中线，与脐相对之脊骨上是穴。

0589 **竹杖** Zhúzhàng

【出处】《寿世保元》。

【正名】命门，见 192 页 0880 号。

0590 **伏白** Fúbái

【出处】《针灸甲乙经》。

【正名】复溜，见 221 页 1015 号。

0591 **伏臼** Fújiù

【出处】《实用针灸学》。

【正名】复溜，见 221 页 1015 号。

0592 **伏兔** Fútù（ST32）

【出处】《灵枢·经脉》："胃足阳明之脉……以下髀关，抵伏兔。"

【别名】外勾（《针灸资生经》）、外丘（《东医宝鉴》）。

【归经】属足阳明胃经。

【位置】在大腿前面，当髂前上棘与髌底外侧端的连线上，髌底上 3 寸。

0593 **伏留** Fúliú

【出处】《千金方》。

【正名】复溜，见 221 页 1015 号。

0594 **伤山** Shāngshān

【出处】《备急千金要方》。

【正名】承山，见 207 页 0951 号。

0595 **华佗穴** Huátuóxuè

【出处】《针灸学简编》。

【正名】夹脊，见 120 页 0545 号。

0596 **华佗夹脊** Huátuójiájǐ

【出处】《中国针灸学》。

【正名】夹脊，见 120 页 0545 号。

0597 **华盖** Huágài（RN20）

【出处】《针灸甲乙经》："咳逆上气，喘不能言，华盖主之。"

【归经】属任脉，是任脉阴维脉交会穴。

【位置】在胸部，当前正中线上，平第一肋间。

0598 **仰风** Yǎngfēng

【出处】《太平圣惠方》。

【正名】脑户，见 250 页 1156 号。

0599 **血压点** Xuèyādiǎn

【出处】《常用新医疗法手册》："第六、七颈椎棘突间旁开 2 寸。"

【归经】属经外奇穴。

【位置】颈后部，第六、七颈椎棘突之间左右各开 2 寸处。

0600 **血郄** Xuèxì

【出处】《针灸集成》。

【正名】百虫窝，见 117 页 0533 号。

0601 **血郄** Xuèxì

【出处】《经穴纂要》。

【正名】血海，见132页0604号。

0602 **血郄** Xuèxì

【出处】《铜人腧穴针灸图经》。

【正名】委中，见189页0866号。

0603 **血室** Xuèshì

【出处】《经脉发挥》。

【正名】关元，见142页0649号。

0604 **血海** Xuèhǎi（SP10）

【出处】《针灸甲乙经》："妇人漏下，若血闭不通，逆气胀，血海主之。"

【别名】血郄（《经穴纂要》）、百虫窠（《针灸大全》）。

【归经】属足太阴脾经。

【位置】屈膝，在大腿内侧，髌底内侧端上2寸，当股四头肌内侧头的隆起处。

0605 **血海** Xuèhǎi

【出处】《经脉发挥》

【正名】关元，见142页0649号。

0606 **血清** Xuèqīng

【出处】《红医针疗法》。

【正名】利尿穴，见 167 页 0759 号。

0607 **囟上** Xìnshàng

【出处】《备急千金要方》。

【正名】囟会，见 133 页 0611 号。

0608 **囟门** Xìnmén

【出处】《奇经八脉考》。

【正名】囟会，见 133 页 0611 号。

0609 **囟门不合** Xìnménbùhé

【出处】《经穴治疗学》。

【正名】脐上脐下穴，见 249 页 1149 号。

0610 **囟中** Xìnzhōng

【出处】《备急千金要方》。

【正名】囟会，见 133 页 0611 号。

0611 **囟会** Xìnhuì（DU22）

【出处】《灵枢·热病》："囟会一。"

【别名】囟中（《备急千金要方》）、囟门（《奇经八脉考》）、顶门（《扁鹊神应针灸玉龙经》）、囟上、鬼门

(《备急千金要方》)、天窗(《医心方》)。

【归经】属督脉。

【位置】在头部，当前发际正中直上 2 寸（百会前 3 寸）。

0612 **后门** Hòumén

【出处】《医学纲目》。

【正名】石门，见 97 页 0444 号。

0613 **后曲** Hòuqū

【出处】《外台秘要》。

【正名】瞳子髎，见 318 页 1463 号。

0614 **后关** Hòuguān

【出处】《类经图翼》。

【正名】听会，见 164 页 0747 号。

0615 **后顶** Hòudǐng（DU19）

【出处】《针灸甲乙经》："风眩目眩，颅上痛，后顶主之。"

【别名】交冲（《针灸甲乙经》、《外台秘要》）。

【归经】属督脉。

【位置】在头部，当后发际正中直上 5.5 寸（脑户上 3 寸）。

0616 **后神聪** Hòushéncōng

【出处】《类经图翼》。

【正名】四神聪，见 104 页 0475 号。

0617 **后章门** Hòuzhāngmén

【出处】《针灸学》。

【正名】章门，见 268 页 1241 号。

0618 **后腋** Hòuyè（EX-UE）

【出处】《外台秘要》："后腋，在腋后廉际两筋间。"

【别名】后腋下（《针灸经外奇穴治疗诀》）。

【归经】属经外奇穴。

【位置】位于腋后纹头处。

0619 **后腋下** Hòuyèxià

【出处】《针灸经外奇穴治疗诀》。

【正名】后腋，见 135 页 0618 号。

0620 **后溪** Hòuxī（SI3）

【出处】《灵枢·本输》："注于后溪。"

【归经】属手太阳小肠经，是手太阳小肠经的腧穴，八脉交经穴之一。

【位置】在手掌尺侧，微握拳，当小指本节（第五掌指关节）后的远侧掌横纹头赤白肉际。

0621 行间 Xíngjiān（LR2）

【出处】《灵枢·本输》："溜于行间。"

【归经】属足厥阴肝经，是足厥阴肝经的荥穴。

【位置】在足背侧，当第 1、2 趾间，趾蹼缘的后方赤白肉际处。

0622 会阳 Huìyáng（BL35）

【出处】《针灸甲乙经》："肠中有寒热泄注，肠澼便血，会阳主之。"

【别名】利机（《针灸甲乙经》）、利极（《古法新解会元针灸学》）。

【归经】属足太阳膀胱经。

【位置】在骶部，尾骨端旁开 0.5 寸。

0623 会阴 Huìyīn（RN1）

【出处】《针灸甲乙经》："女子血不通，会阴主之。"

【别名】屏翳（《针灸甲乙经》）、海底（《针方六集》）、下极、平翳（《医宗金鉴》）、下阴别（《素问·气府论》王冰注）、金门（《外台秘要》）、神田（《圣济总录》）。

【归经】属任脉，是任脉、督脉、冲脉交会穴。

【位置】在会阴部，男性当阴囊根部与肛门连线的中点，女性当大阴唇后联合与肛门连线的中点。

0624 **会宗** Huìzōng（SJ7）

【出处】《针灸甲乙经》：“聋，翳风及会宗、下空主之。”

【归经】属手少阳三焦经，手少阳之郄穴。

【位置】在前臂背侧，当腕背横纹上 3 寸，支沟尺侧，尺骨的桡侧缘。

0625 **会屈** Huìqū

【出处】《针灸学》

【正名】冲阳，见 144 页 0661 号。

0626 **会骨** Huìgǔ

【出处】《针灸学》

【正名】冲阳，见 144 页 0661 号。

0627 **会原** Huìyuán

【出处】《针灸甲乙经》。

【正名】冲阳，见 144 页 0661 号。

0628 **会涌** Huìyǒng

【出处】《圣济总录》。

【正名】冲阳，见 144 页 0661 号。

0629 **会颅** Huìlú

【出处】《西方子明堂灸经》。

【正名】脑户，见 250 页 1156 号。

0630 **会维** Huìwéi

【出处】《针灸甲乙经》。

【正名】地仓，见 113 页 0513 号。

0631 **会源** Huìyuán

【出处】《类证活人书》。

【正名】冲阳，见 144 页 0661 号。

0632 **会额** Huìé

【出处】《针灸甲乙经》。

【正名】脑户，见 250 页 1156 号。

0633 **合囟** Héxìn

【出处】《针灸全书》。

【正名】脑户，见 250 页 1156 号。

0634 **合阳** Héyáng（BL55）

【出处】《针灸甲乙经》："跟厥膝急，腰脊痛引腹，……合阳主之。"

【归经】属足太阳膀胱经。

【位置】在小腿后面，当委中与承山的连线上，委中下 2 寸。

0635 **合谷** Hégǔ（LI4）

【出处】《灵枢·本输》："过于合谷。"

【别名】虎口（《针灸甲乙经》、《外台秘要》）、含口（《针灸学》）、合骨（《经络汇编》）。

【归经】属手阳明大肠经，是手阳明大肠经的原穴。

【位置】在手背，第一、二掌骨之间，当第二掌骨桡侧的中点处。

0636 **合骨** Hégǔ

【出处】《经络汇编》。

【正名】合谷，见 139 页 0635 号。

0637 **合颅** Hélú

【出处】《外台秘要》。

【正名】脑户，见 250 页 1156 号。

0638 **肋头** Lèitóu

【出处】《千金翼方》："治瘕癖，患左灸右，患右灸左，第一屈肋头近第二胁肋下即是灸处。第二肋头近第三肋下向内翘前亦是灸处。"

【别名】新肋头（《针灸孔穴及其疗法便览》）。

【归经】属经外奇穴。

【位置】在胸骨两旁，当第二及第三肋骨头下缘，左右共四穴。

0639 **肋髎** Lèiliáo

【出处】《中华针灸学》。

【正名】章门，见268页1241号。

0640 **多所闻** Duōsuǒwén

【出处】《素问·气穴论》王冰注。

【正名】听宫，见165页0751号。

0641 **交仪** Jiāoyí

【出处】《千金翼方》、《太平圣惠方》。

【正名】蠡沟，见331页1516号。

0642 **交冲** Jiāochōng

【出处】《针灸甲乙经》、《外台秘要》。

【正名】后顶，见134页0615号。

0643 **交信** Jiāoxìn（KI8）

【出处】《针灸甲乙经》："气癃癞疝，阴急，股枢腨内廉痛，交信主之。"

【别名】内筋（《循经考穴论》）、阴跻（《素问·气府论》王冰注）。

【归经】属足少阴肾经，是阴跻脉郄穴。

【位置】在小腿内侧，当太溪穴直上2寸，复溜穴前0.5寸胫骨内侧后缘的后方。

0644 **产门** Chǎnmén

【出处】《经脉发挥》。

【正名】关元，见142页0649号。

0645 **羊矢** Yángshǐ（EX-CA）

【出处】《备急千金要方》："瘿瘤，……羊矢灸一百壮。"

【归经】属经外奇穴。

【位置】腹股沟上端，平耻骨联合上缘，按之有小核处。

0646 **羊矢** Yángshǐ

【出处】《医学入门》。

【正名】急脉，见232页1069号。

0647 **羊屎** Yángshǐ

【出处】《实用针灸学》。

【正名】气冲，见74页0341号。

0648 **关门** Guānmén（ST22）

【出处】《针灸甲乙经》："身肿，关门主之。"

【别名】关明（《千金翼方》）。

【归经】属足阳明胃经。

【位置】在上腹部，当脐中上3寸，距前正中线

2寸。

0649 **关元** Guānyuán（RN4）

【出处】《素问·气穴论》："下纪者，关元也。"

【别名】夏纪（《素问·气穴论》）、丹田（《扁鹊神应针灸玉龙经》）、三结交（《灵枢·寒热病》）、次门（《针灸甲乙经》）、大中极（《针灸大全》）、关原、大海、溺水、太涠、昆昆、持枢、五城（《难经·六十六难》杨玄操注）、产门、子处、血海、血室、下肓、子宫、脖胦、气海、命门、精露、利机、子户、胞门、肓之原、子肠（《经脉发挥》）、下纪（《普济本事方》）、液门（《太平圣惠方》）、关明（《黄庭中景经》李注）。

【归经】属任脉，是任脉与足太阴、厥阴、少阴经交会穴；手太阳小肠经募穴。

【位置】在下腹部，前正中线上，当脐中下3寸。

0650 **关元俞** Guānyuánshū（BL26）

【出处】《太平圣惠方》："关元俞二穴。"

【归经】属足太阳膀胱经。

【位置】在腰部，当第五腰椎棘突下，旁开1.5寸。

0651 **关仪** Guányí

【出处】《备急千金要方》："穴在膝外边上一寸宛宛中是。"

【归经】属经外奇穴。

【位置】膝外侧中线，平窝腘横纹上 1 寸处。

0652 **关冲** Guānchōng（SJ1）

【出处】《灵枢·本输》："三焦者，上合手少阳，出于关冲。"

【归经】属手少阳三焦经，是手少阳三焦经井穴。

【位置】在手环指末节尺侧，距指甲角 0.1 寸（指寸）。

0653 **关阳** Guānyáng

【出处】《备急千金要方》。

【正名】膝阳关，见 313 页 1443 号。

0654 **关明** Guānmíng

【出处】《千金翼方》。

【正名】关门，见 141 页 0648 号。

0655 **关明** Guānmíng

【出处】《黄庭中景经》李注。

【正名】关元，见 142 页 0649 号。

0656 **关原** Guānyuán

【出处】《难经·六十六难》杨玄操注。

【正名】关元，见 142 页 0649 号。

0657 **关陵** Guānlíng

【出处】《普济方》。

【正名】膝阳关，见313页1443号。

0658 **关梁** Guānliáng

【出处】《针灸甲乙经》、《备急千金要方》。

【正名】金门，见191页0876号。

0659 **米啮** Mǐniè

【出处】《针灸学》。

【正名】悬颅，见265页1225号。

0660 **冲门** Chōngmén（SP12）

【出处】《针灸甲乙经》："寒气腹满……冲门主之。"

【别名】慈宫（《针灸甲乙经》、《外台秘要》）、上慈宫（《针灸聚英》、《古今医统大全》）、冲脉（《医学纲目》）、前章门（《实用针灸学》）。

【归经】属足太阴脾经，是足太阴、厥阴经交会穴。

【位置】在腹股沟外侧，距耻骨联合上缘中点3.5寸，当髂外动脉搏动处的外侧。

0661 **冲阳** Chōngyáng（ST42）

【出处】《灵枢·本输》："过于冲阳。"

【别名】趺阳（《类经图翼》）、会涌（《圣济总录》)、会原（《针灸甲乙经》)、会骨、会屈（《针灸学》)、会源（《类证活人书》)、卫阳（《删繁刺灸诸穴集要》)。

【归经】属足阳明胃经，是足阳明胃经原穴。

【位置】在足背最高处，当拇长伸肌腱和趾长伸肌腱之间，足背动脉搏动处。

0662 **冲阳** Chōngyáng

【出处】《针灸甲乙经》、《外台秘要》。

【正名】迎香，见 174 页 0794 号。

0663 **冲脉** Chōngmài

【出处】《医学纲目》。

【正名】冲门，见 144 页 0660 号。

0664 **冲道** Chōngdào

【出处】《循经考穴编》。

【正名】神道，见 239 页 1103 号。

0665 **次门** Cìmén

【出处】《针灸甲乙经》。

【正名】关元，见 142 页 0649 号。

0666 **次窌** Cìliáo

【出处】《针灸甲乙经》。

【正名】次髎，见 146 页 0667 号。

0667 **次髎** Cìliáo（BL32）

【出处】《针灸甲乙经》："女子赤白沥，心下积胀，次髎主之。"

【别名】中空（《针灸大成·胜玉歌》注）、次窌（《针灸甲乙经》）。

【归经】属足太阳膀胱经。

【位置】在骶部，当髂后上棘内下方，适对第二骶后孔处。

0668 **池头** Chítóu

【出处】《针灸资生经》。

【正名】温溜，见 289 页 1337 号。

0669 **池泉** Chíquán

【出处】《针灸经外奇穴图谱》。

【正名】中泉，见 67 页 0308 号。

0670 **安邪** Ānxié

【出处】《针灸甲乙经》、《外台秘要》。

【正名】仆参，见 84 页 0386 号。

0671 **安耶** Ānyé

【出处】《备急千金要方》。

【正名】仆参，见 84 页 0386 号。

0672 **安眠** Ānmián

【出处】《常用新医疗法手册》。

【归经】属经外奇穴。

【位置】颞部，在翳明穴和风池穴连线的中点处。

0673 **阳之陵泉** Yángzhīlíngquán

【出处】《灵枢·本输》。

【正名】阳陵泉，见 149 页 0684 号。

0674 **阳白** Yángbái（GB14）

【出处】《针灸甲乙经》："头目瞳子痛，不可以视，挟项强急，不可以顾，阳白主之。"

【归经】属足少阳胆经，足少阳胆经、阳维之会穴。

【位置】在前额部，当瞳孔直上，眉上 1 寸。

0675 **阳刚** Yánggāng

【出处】《古今医统大全》："十四椎下两旁各开一寸陷中。"

【别名】肠风（《中国针灸学》）、痔俞（《江西医药》）。

【归经】属经外奇穴。

【位置】腰部，第二腰椎棘突下，左右各旁开 1 寸处。

0676 阳交 Yángjiāo（GB35）

【出处】《针灸甲乙经》："寒厥癫疾，噤吤瘈疭，惊狂，阳交主之。"

【别名】别阳、足髎（《针灸甲乙经》、《类经图翼》）、阳维郄（《针灸大成》）。

【归经】属足少阳胆经，是阳维脉郄穴。

【位置】在小腿外侧，当外踝尖上7寸，腓骨后缘。

0677 阳关 Yángguān

【出处】《千金翼方》。

【正名】膝关，见306页1412号。

0678 阳池 Yángchí（SJ4）

【出处】《灵枢·本输》："过于阳池。"

【别名】别阳（《针灸甲乙经》）。

【归经】属手少阳三焦经，原穴。

【位置】在腕背横纹中，当指伸肌腱的尺侧缘凹陷处。

0679 阳谷 Yánggǔ（SI5）

【出处】《灵枢·本输》："行于阳谷。"

【归经】属手太阳小肠经，是手太阳小肠经的经穴。

【位置】在手腕尺侧，当尺骨茎突与三角骨之间的凹陷处。

0680 **阳纲** Yánggāng（BL48）

【出处】《针灸甲乙经》："食饮不下，腹中雷鸣，大便不节，小便赤黄，阳纲主之。"

【归经】属足太阳膀胱经。

【位置】在背部，当第十胸椎棘突下，旁开 3 寸。

0681 **阳泽** Yángzé

【出处】《备急千金要方》。

【正名】曲池，见 124 页 0562 号。

0682 **阳陵** Yánglíng

【出处】《针灸聚英》、《针灸大成》。

【正名】膝阳关，见 313 页 1443 号。

0683 **阳陵** Yánglíng

【出处】《神应经》。

【正名】阳陵泉，见 149 页 0684 号。

0684 **阳陵泉** Yánglíngquán（GB34）

【出处】《灵枢·邪气藏府病形》："其寒热者，取阳陵泉。"

【别名】阳陵（《神应经》）、阳之陵泉、筋会（《灵枢·本输》）。

【归经】属足少阳胆经，是足少阳胆经合穴，八会穴之一，筋会阳陵泉。

【位置】在小腿外侧，当腓骨头前下方凹陷处。

0685 **阳辅** Yángfǔ（GB38）

【出处】《灵枢·本输》："行于阳辅。"

【别名】分肉、绝骨（《针灸聚英》）、分间（《实用针灸学》）。

【归经】属足少阳胆经，是足少阳胆经经穴。

【位置】在小腿外侧，当外踝尖上4寸，腓骨前缘稍前方。

0686 **阳维** Yángwéi

【出处】《脉经》。

【正名】悬钟，见264页1222号。

0687 **阳维** Yángwéi

【出处】《循经考穴编》。

【正名】外关，见108页0494号。

0688 **阳维郄** Yángwéixì

【出处】《针灸大成》。

【正名】阳交，见148页0676号。

0689 **阳跻** Yángqiáo

【出处】《素问·气穴论》王冰注。

【正名】申脉，见103页0470号。

0690 阳溪 Yángxī（LI5）

【出处】《灵枢·本输》：“行于阳溪。”

【别名】阳谿（《灵枢·本输》）、中魁（《针灸甲乙经》）。

【归经】属手阳明大肠经，是手阳明大肠经经穴。

【位置】在腕背横纹桡侧，手拇指向上翘起时，当拇短伸肌腱与拇长伸肌腱之间的凹陷中。

0691 阳窟 Yángkū

【出处】《针灸聚英》。

【正名】腹结，见298页1375号。

0692 阳谿 Yángxī

【出处】《灵枢·本输》。

【正名】阳溪，见151页0690号。

0693 阴门 Yīnmén

【出处】《实用针灸学》。

【正名】阴市，见152页0698号。

0694 阴之陵泉 Yīnzhīlíngquán

【出处】《灵枢·九针十二原》。

【正名】阴陵泉，见156页0714号。

0695 **阴开** Yīnkāi

【出处】《针灸全书》。

【正名】承扶，见208页0954号。

0696 **阴白** Yīnbái

【出处】《实用针灸学》。

【正名】隐白，见274页1266号。

0697 **阴包** Yīnbāo（LR9）

【出处】《针灸甲乙经》："腰痛，少腹痛，阴包主之。"

【别名】阴胞（《针灸大全》、《太平圣惠方》）。

【归经】属足厥阴肝经。

【位置】在大腿内侧，当股骨内上髁上4寸，股内肌与缝匠肌之间。

0698 **阴市** Yīnshì（ST33）

【出处】《针灸甲乙经》："寒疝痛，腹胀满，痿厥少气，阴市主之。"

【别名】阴鼎（《针灸甲乙经》、《备急千金要方》）、阴门（《实用针灸学》）。

【归经】属足阳明胃经。

【位置】在大腿前面，当髂前上棘与髌底外侧端的连线上，髌底上 3 寸。

0699 **阴交** Yīnjiāo（RN7）

【出处】《针灸甲乙经》：“水胀，水气行皮中，阴交主之。”

【别名】少关（《针灸甲乙经》、（《中华针灸学》）、少因（《医心方》）、横户（《铜人腧穴针灸图经》）、小关（《针灸学》）。

【归经】属任脉，是任脉、足少阴经、冲脉交会穴。

【位置】在下腹部，前正中线上，当脐中下 1 寸。

0700 **阴关** Yīnguān

【出处】《针方六集》。

【正名】膝关，见 313 页 1442 号。

0701 **阴关** Yīnguān

【出处】《针灸甲乙经》。

【正名】承扶，见 208 页 0954 号。

0702 **阴关** Yīnguān

【出处】《针灸甲乙经》、《外台秘要》。

【正名】大赫，见 24 页 0108 号。

0703 **阴阳** Yīnyáng

【出处】《备急千金要方》。

【正名】营池，见 260 页 1203 号。

0704 **阴阳跻四穴** Yīnyángqiáosìxuè

【出处】《素问·气穴论》。

【正名】照海，见 294 页 1356 号。

0705 **阴谷** Yīngǔ（KI10）

【出处】《灵枢·本输》："入于阴谷。"

【别名】阴舍（《千金翼方》）。

【归经】属足少阴肾经，是足太阴肾经的合穴。

【位置】在腘窝内侧，屈膝时，当半腱肌肌腱与半膜肌肌腱之间。

0706 **阴舍** Yīnshè

【出处】《千金翼方》。

【正名】阴谷，见 154 页 0705 号。

0707 **阴郄** Yīnxì（HT6）

【出处】《素问·气府论》："手少阴各一"，王冰注即本穴。

【别名】石宫、少阴郄（《外台秘要》）、手少阴郄（《针灸甲乙经》）。

【归经】属手少阴心经，是手少阴心经郄穴。

【位置】在前臂掌侧，当尺侧腕屈肌腱的桡侧缘，腕横纹上 0.5 寸。

0708 **阴腨 Yīnbiàn**

【出处】《铜人腧穴针灸图经》。

【正名】大赫，见24页0108号。

0709 **阴俞 Yīnshū**

【出处】《神灸经纶》。

【正名】厥阴俞，见279页1285号。

0710 **阴胞 Yīnbāo**

【出处】《针灸大全》、《太平圣惠方》。

【正名】阴包，见152页0697号。

0711 **阴独八穴 Yīndúbāxuè**

【出处】《针灸集成》。

【正名】八风，见3页0008号。

0712 **阴都 Yīndū（KI19）**

【出处】《针灸甲乙经》："身寒热，阴都主之。"

【别名】食宫（《针灸甲乙经》）、石宫、食吕（《铜人腧穴针灸图经》）、通关（《针经摘英集》）。

【归经】属足少阴肾经，是足少阴肾经与冲脉交会穴。

【位置】在上腹部，当脐中4寸，前正中线旁开0.5寸。

0713 **阴都** Yīndū

【出处】《针灸集成》。

【正名】经中，见 210 页 0961 号。

0714 **阴陵泉** Yīnlíngquán（SP9）

【出处】《灵枢·本输》："入于阴之陵泉。"

【别名】阴之陵泉（《灵枢·九针十二原》）。

【归经】属足太阴脾经，是足太阴脾经合穴。

【位置】在小腿内侧，当胫骨内侧髁后下方凹陷处。

0715 **阴维** Yīnwéi

【出处】《针灸甲乙经》、《外台秘要》。

【正名】大赫，见 24 页 0108 号。

0716 **阴维** Yīnwéi

【出处】《扁鹊神应针灸玉龙经》。

【正名】内关，见 72 页 0328 号。

0717 **阴鼎** Yīndǐng

【出处】《针灸甲乙经》、《备急千金要方》。

【正名】阴市，见 152 页 0698 号。

0718 **阴跻** Yīnqiáo

【出处】《素问·气府论》王冰注。

【正名】交信，见 140 页 0643 号。

0719 **阴廉** Yīnlián（LR11）

【出处】《针灸甲乙经》：“妇人绝产，若未曾生产，阴廉主之。”

【归经】属足厥阴肝经。

【位置】在大腿内侧，当气冲直下 2 寸，大腿根部，耻骨结节的下方，长收肌的外缘。

七 画

0720 **志舍** Zhìshè

【出处】《神灸经纶》。

【正名】志室，见158页0721号。

0721 **志室** Zhìshì（BL52）

【出处】《针灸甲乙经》："腰痛脊急，胁下满，少腹坚急，志室主之。"

【别名】精宫（《针灸大成》、《医宗金鉴·刺灸心法要诀》）、志堂（《医学入门》）、神关（《针经摘英集》）、志舍（《神灸经纶》）。

【归经】属足太阳膀胱经。

【位置】在腰部，当第二腰椎棘突下，旁开3寸。

0722 **志堂** Zhìtáng

【出处】《医学入门》。

【正名】志室，见158页0721号。

0723 **劳宫** Láogōng（PC8）

【出处】《灵枢·本输》："溜于劳宫。"

【别名】五里（《针灸甲乙经》）、掌中（《针灸资生经》、《针灸大全》、《针灸聚英》)、鬼路(《千金翼方》)、五星(《太素》杨上善注)、营房(《东医宝鉴》)、手心(《圣济总录》)。

【归经】属手厥阴心包经，是手厥阴心包经荥穴。

【位置】在手掌心，当第二、三掌骨之间偏于第三掌骨，握拳屈指时中指尖处。

0724 极泉 Jíquán（HT1）

【出处】《针灸甲乙经》："极泉，在腋下筋间动脉入胸中。"

【归经】属手少阴心经。

【位置】在腋窝顶点，腋动脉搏动处。

0725 束骨 Shùgǔ（BL65）

【出处】《灵枢・本输》："注于束骨。"

【别名】刺骨(《脉经》)。

【归经】属足太阳膀胱经，是足太阳膀胱经输穴。

【位置】在足外侧，足小趾本节(第五跖趾关节)的前方，赤白肉际处。

0726 两眉间 Liǎngméijiān

【出处】《素问・刺疟篇》。

【正名】印堂，见107页0489号。

0727 扶承 Fúchéng

【出处】《针灸甲乙经》。

【正名】承扶，见 208 页 0954 号。

0728 扶突 Fútū（LI18）

【出处】《灵枢·本输》："次脉手阳明也，名曰扶突。"

【别名】水穴（《外台秘要》、《圣济总录》）、水泉（《会元针灸学》）、水突（《经穴汇解》）。

【归经】属手阳明大肠经。

【位置】在颈外侧部，结喉旁，当胸锁乳突肌的前、后缘之间。

0729 步朗 Bùlǎng

【出处】《针灸甲乙经》。

【正名】步廊，见 160 页 0730 号。

0730 步廊 Bùláng（KI22）

【出处】《针灸甲乙经》："胸胁榰满，膈逆不通，呼吸少气，喘息不得举臂，步廊主之。"

【别名】步朗（《针灸甲乙经》）。

【归经】属足少阴肾经。

【位置】在胸部，当第五肋间隙，前正中线旁开 2 寸。

0731 **肖必** Xiāobì

【出处】《福州民间针灸经验录》。

【正名】子宫，见 37 页 0171 号。

0732 **里内庭** Lǐnèitíng（EX-LE）

【出处】《中国针灸学》："足掌中，大趾与次趾之缝中。"

【归经】属经外奇穴。

【位置】足掌面，第二、三跖趾关节前方凹陷中。

0733 **足三里** Zúsānlǐ（ST36）

【出处】《灵枢·五邪》："补三里以温之。"

【别名】下陵（《灵枢·本输》）、下陵三里（《灵枢·九针十二原》）、三里（《素问·针解篇》）、鬼邪（《备急千金要方》）、中俞髎（《素问·骨空论》）、下三里（《针灸集成》）。

【归经】属足阳明胃经，是足阳明胃经合穴。

【位置】在小腿前外侧，当犊鼻穴下 3 寸，距胫骨前缘一横指。

0734 **足下廉** Zúxiàlián

【出处】《太平圣惠方》。

【正名】下巨虚，见 9 页 0039 号。

0735 **足上廉** Zúshànglián

【出处】《太平圣惠方》。

【正名】上巨虚，见25页0116号。

0736 **足五里** Zúwǔlǐ (LR10)

【出处】《针灸甲乙经》："少腹中满，热闭不得溺，足五里主之。"

【别名】五里（《针灸甲乙经》）。

【归经】属足厥阴肝经。

【位置】在大腿内侧，当气冲直下3寸，大腿根部，耻骨结节的下方，长收肌的外缘。

0737 **足太阳** Zútàiyáng

【出处】《灸法图残卷》。

【正名】昆仑，见187页0854号。

0738 **足心** Zúxīn

【出处】《备急千金要方》："治肠痈，灸足心。"

【归经】属经外奇穴。

【位置】足跖部，第二趾尖端至足跟后缘连线之中点处。

0739 **足心** Zúxīn

【出处】《史记·扁鹊仓公列传》。

【正名】涌泉，见 256 页 1187 号。

0740 **足临泣** Zúlíngqì（GB41）

【出处】《灵枢·本输》："注于临泣。"

【别名】临泣（《灵枢·本输》）。

【归经】属足少阳胆经，是足少阳胆经输穴，八脉交会穴之一，通于带脉。

【位置】在足背外侧，当第四趾本节（第四跖趾关节）的后方，小趾伸肌腱的外侧凹陷处。

0741 **足窍阴** Zúqiàoyīn（GB44）

【出处】《灵枢·本输》："胆出于窍阴"，《圣济总录》名"足窍阴。"

【归经】属足少阳胆经，是足少阳胆经的井穴。

【位置】在足第四趾末节外侧，距趾甲角 0.1 寸（指寸）。

0742 **足通谷** Zútōnggǔ（BL66）

【出处】《灵枢·本输》："溜于通谷。"

【归经】属足太阳膀胱经，是足太阳膀胱经荥穴。

【位置】在足外侧，足小趾本节（第 5 跖趾关节）的前方，赤白肉际处。

0743 **足踵** Zúzhǒng

【出处】《针灸图翼》。

【正名】女膝，见 31 页 0144 号。

0744 足髎 Zúliáo

【出处】《针灸甲乙经》、《类经图翼》。

【正名】阳交，见 148 页 0676 号。

0745 员在 Yuánzài

【出处】《针灸甲乙经》。

【正名】攒竹，见 327 页 1493 号。

0746 员柱 Yuánzhù

【出处】《外台秘要》。

【正名】攒竹，见 327 页 1493 号。

0747 听会 Tīnghuì（GB2）

【出处】《针灸甲乙经》:“聋，耳瘨溲，瘨溲者若风，听会主之。”

【别名】听河、后关（《类经图翼》）、听呵（《针灸资生经》、《普济方》）、耳门（《千金翼方》）、机关（《针灸学》）、听诃（《针灸大全》）。

【归经】属足少阳胆经。

【位置】在面部，当耳屏间切迹的前方，下颌骨髁状突的后缘，张口有凹陷处。

0748 **听诃** Tīnghē

【出处】《针灸大全》。

【正名】听会，见 164 页 0747 号。

0749 **听呵** Tīnghē

【出处】《针灸资生经》、《普济方》。

【正名】听会，见 164 页 0747 号。

0750 **听河** Tīnghé

【出处】《类经图翼》。

【正名】听会，见 164 页 0747 号。

0751 **听宫** Tīnggōng（SI19）

【出处】《灵枢·刺节真邪》：“刺其听宫，中其眸子，声闻于耳。”

【别名】多所闻（《素问·气穴论》王冰注）。

【归经】属手太阳小肠经，是手少阳、足少阳、手太阳交会穴。

【位置】在面部，耳屏前，下颌骨髁状突的后方，张口时呈凹陷处。

0752 **别阳** Biéyáng

【出处】《太素》杨上善注。

【正名】臂臑，见 322 页 1482 号。

0753 **别阳** Biéyáng

【出处】《针灸甲乙经》。

【正名】阳交，见148页0676号。

0754 **别阳** Biéyáng

【出处】《针灸甲乙经》。

【正名】阳池，见148页0678号。

0755 **利机** Lìjī

【出处】《针灸甲乙经》。

【正名】石门，见97页0444号。

0756 **利机** Lìjī

【出处】《针灸甲乙经》。

【正名】会阳，见136页0622号。

0757 **利机** Lìjī

【出处】《经脉发挥》。

【正名】关元，见142页0649号。

0758 **利极** Lìjí

【出处】《古法新解会元针灸学》。

【正名】会阳，见136页0622号。

0759 **利尿穴** Lìniàoxué

【出处】《中医杂志》

【别名】止泻（《中医简易教材》）、血清（《红医针疗法》）。

【归经】属经外奇穴。

【位置】腹部，腹正中线上，脐下 2.5 寸处。

0760 **邱墟** Qiūxū

【出处】《神灸经论》。

【正名】丘墟，见 106 页 0485 号。

0761 **体脉** Tǐmài

【出处】《西方子明堂灸经》。

【正名】瘈脉，见 308 页 1420 号。

0762 **伴星** Bànxīng（EX-HN）

【出处】《针灸经外奇穴治疗诀》："伴星，在上星左、右各开三寸处。"

【别名】夹上星（《千金翼方》）。

【归经】属经外奇穴。

【位置】头部中线，入前发际 1 寸。

0763 **佗脊** Tuójǐ

【出处】《针灸经外奇穴治疗诀》。

【正名】夹脊，见 120 页 0545 号。

0764 **身柱** Shēnzhù（DU12）

【出处】《针灸甲乙经》：“身热狂走，谵语见鬼，瘈疭，身柱主之。”

【别名】尘气、知利气、知利介、智利毛（《针灸学》）、三椎（《神灸经纶》）。

【归经】属督脉。

【位置】在背部，当后正中线上，第三胸椎棘突下凹陷中。

0765 **身道** Shēndào

【出处】《医心方》。

【正名】天突，见 44 页 0201 号。

0766 **谷门** Gǔmén

【出处】《针灸甲乙经》。

【正名】天枢，见 41 页 0190 号。

0767 **含口** Hánkǒu

【出处】《针灸学》。

【正名】合谷，见 139 页 0635 号。

0768 **肝念** Gānniàn

【出处】《灸法残卷图》。

【正名】肝俞，见169页0769号。

0769 **肝俞** Gānshū（BL18）

【出处】《灵枢·背腧》：“肝俞在九焦（椎）之间。”

【别名】肝念（《灸法残卷图》）。

【归经】属太阳膀胱经，背俞之一，肝之背俞穴。

【位置】在背部，当第九胸椎棘突下，旁开1.5寸。

0770 **肝募** Gānmù

【出处】《针灸大成》。

【正名】期门，见277页1274号。

0771 **肘尖** Zhǒujiān（EX-UE1）

【出处】《备急灸法》：“霍乱已死，……急灸两肘尖各十四炷，炷如菉豆大。”

【别名】大肘尖（《针灸经外奇穴图谱》）。

【归经】属经外奇穴。

【位置】在肘后部，屈肘，当尺骨鹰嘴突起之尖端。

0772 **肘尖** Zhǒujiān

【出处】《外科枢要》。

【正名】肘髎，见170页0777号。

0773 **肘尖** Zhǒujiān

【出处】《针灸学》。

【正名】章门，见 268 页 1241 号。

0774 肘尖 Zhǒujiān

【出处】《针灸经纶》。

【正名】曲池，见 124 页 0562 号。

0775 肘曲泉 Zhǒuqūquán

【出处】《灸法医学研究附录》。

【正名】小海，见 35 页 0162 号。

0776 肘聊 Zhǒuliáo

【出处】《圣济总录》。

【正名】肘髎，见 170 页 0777 号。

0777 肘髎 Zhǒuliáo（LI12）

【出处】《针灸甲乙经》："臂痛不可屈伸，肘髎主之。"

【别名】肘尖（《外科枢要》）、肘聊（《圣济总录》）。

【归经】属手阳明大肠经。

【位置】在臂外侧，屈肘，曲池上方 1 寸，当肱骨边缘处。

0778 肠山 Chángshān

【出处】《铜人腧穴针灸图经》。

【正名】承山，见 207 页 0951 号。

0779 **肠风** Chángfēng

【出处】《中国针灸学》。

【正名】阳刚，见 147 页 0675 号。

0780 **肠屈** Chángqū

【出处】《针灸学》。

【正名】腹哀，见 298 页 1374 号。

0781 **肠哀** Chángāi

【出处】《中国针灸学》。

【正名】腹哀，见 298 页 1374 号。

0782 **肠结** Chángjié

【出处】《千金翼方》。

【正名】腹结，见 298 页 1375 号。

0783 **肠雀** Chánghú

【出处】《针灸全书》。

【正名】腹结，见 298 页 1375 号。

0784 **肠窝** Chángwō

【出处】《会元针灸学》。

【正名】腹结，见 298 页 1375 号。

0785 肠窟 Chángkū

【出处】《外台秘要》。

【正名】腹结，见 298 页 1375 号。

0786 龟尾 Guīwěi

【出处】《太平圣惠方》。

【正名】长强，见 82 页 0380 号。

0787 角孙 Jiǎosūn（SJ20）

【出处】《灵枢·寒热病》："足太阳有入颀遍齿者，名曰角孙。"

【归经】属手少阳三焦经，手足少阳、手阳明之会。

【位置】在头部，折耳廓向前，当耳尖直上入发际处。

0788 鸠尾 Jiūwěi（RN15）

【出处】《素问·气穴论》："任脉之气所发者……鸠尾下三寸。"

【别名】尾翳（《灵枢·九针十二原》、《针灸甲乙经》）、髑骬（《针灸甲乙经》）、尾胗、骬鹘（《针灸全书》）、神府（《备急千金要方》）、臆前（《铜人腧穴针灸图经》）、髑骬（《东医宝鉴》）、龙头（《医心方》）、髑髑（《针灸学》）。

【归经】属任脉，是任脉的络穴；膏之原穴。

【位置】在上腹部，前正中线上，当胸剑结合部下

1 寸。

0789 **条口** Tiáokǒu（ST38）

【出处】《针灸甲乙经》："胫痛，足缓失履，湿痹，足下热不能久立，条口主之。"

【归经】属足阳明胃经。

【位置】在小腿前外侧，当犊鼻下 9 寸，距胫骨前缘一横指（中指）。

0790 **灸劳** Jiǔláo

【出处】《中国针灸学》。

【正名】灸痨，见 173 页 0792 号。

0791 **灸哮** Jiǔxiào

【出处】《针灸聚英》："哮，……背上有一穴，量穴须用线一条，环颈垂下至鸠尾，尖上截断牵脊背，线头尽处是穴端。"

【归经】属经外奇穴。

【位置】背部，后正中线上，以绳环患者颈下垂至鸠尾骨尖端切断，然后转向后背，绳之中点平喉结，绳端至脊上之处是穴。

0792 **灸痨** Jiǔláo（EX-B）

【出处】《针灸资生经》："灸痨法，……令身正直，用草子，男左女右，自脚中指尖量过脚心下，向上至曲秋大纹处截断，却将此草自鼻尖量，从头正中至脊，以草尽处用墨点记，别用草一条，令病人自然合口，量阔狭截断，却将草于墨点上摺，两头尽处量穴。”

【别名】灸劳（《中国针灸学》）、久劳（《针灸经外奇穴治疗诀》）。

【归经】属经外奇穴。

【位置】背部，以中趾尖经足心至腘窝横纹之长为度，自鼻尖沿正中线量至背脊尽处为标点，此穴旁开半口寸（两口角连线一半）处。

0793 **迎风** Yíngfēng

【出处】《重楼玉钥》。

【正名】脑户，见 250 页 1156 号。

0794 **迎香** Yíngxiāng（LI20）

【出处】《针灸甲乙经》：“鼻衄有痈，迎香主之。”

【别名】冲阳（《针灸甲乙经》、《外台秘要》）。

【归经】属手阳明大肠经，是手阳明、足阳明经交会穴。

【位置】在鼻翼外缘中点旁，当鼻唇沟中。

0795 **系竹空** Xìzhúkōng

【出处】《医心方》。

【正名】丝竹空，见 112 页 0511 号。

0796 **库房** Kùfáng（ST14）

【出处】《针灸甲乙经》："胸胁榰满，咳逆上气，呼吸多喘，浊沫脓血，库房主之。"

【归经】属足阳明胃经。

【位置】有胸部，当第一肋间隙，距前正中线 4 寸。

0797 **肓门** Huāngmén（BL51）

【出处】《针灸甲乙经》："妇人乳余疾，肓门主之"

【归经】属足太阳膀胱经。

【位置】在腰部，当第一腰椎棘突下，旁开 3 寸。

0798 **肓之原** Huāngzhīyuán

【出处】《灵枢·四时论》。

【正名】气海，见 76 页 0351 号。

0799 **肓俞** Huāngshū（KI16）

【出处】《针灸甲乙经》："大肠寒中，大便干，腹中切痛，肓俞主之。"

【归经】属足少阴肾经，冲脉、足少阴之会。

【位置】在腹中部，当脐中旁开 0.5 寸。

0800 **肓原** Huāngyuán

【出处】《脉经》。

【正名】气海，见 76 页 0351 号。

0801 **间谷** Jiāngǔ

【出处】《针灸甲乙经》。

【正名】二间，见1页0002号。

0802 **间使** Jiānshǐ（PC5）

【出处】《灵枢·本输》："行于间使。"

【别名】鬼路（《备急千金要方》）。

【归经】属手厥阴心包经，是手厥阴心包经经穴。

【位置】在前臂掌侧，当曲泽与大陵的连线上，腕横纹上3寸，掌长肌腱与桡侧腕屈肌腱之间。

0803 **兑冲** Duìchōng

【出处】《针灸甲乙经》、《铜人腧穴针灸图经》。

【正名】神门，见236页1091号。

0804 **兑骨** Duìgǔ

【出处】《中国针灸学》。

【正名】少府，见62页0290号。

0805 **兑骨** Duìgǔ

【出处】《针灸甲乙经》。

【正名】兑端，见177页0808号。

0806 **兑骨** Duìgǔ

【出处】《针灸甲乙经》。

【正名】颧髎，见 333 页 1517 号。

0807 **兑骨** Duìgǔ

【出处】《难经·六十六难》。

【正名】神门，见 236 页 1091 号。

0808 **兑端** Duìduān（DU27）

【出处】《针灸甲乙经》："痓，互引，唇吻强，兑端主之。"

【别名】唇上端（《针灸学》）、兑骨（《针灸甲乙经》）。

【归经】属督脉。

【位置】在面部，当上唇的尖端，人中沟下端的皮肤与唇的移行部。

0809 **兑端** Duìduān

【出处】《针灸逢源》。

【正名】颧髎，见 333 页 1517 号。

0810 **冷渊** Lěngyuān

【出处】《天元太乙歌》。

【正名】清冷渊，见 271 页 1253 号。

0811 **完骨** Wángǔ（GB12）

【出处】《素问·气穴论》："完骨二穴。"

【归经】属足少阳胆经，交会穴之一，足太阳、少阳之会穴。

【位置】在头部，当耳后乳突的后下方凹陷处。

0812 **穷骨** Qiónggǔ

【出处】《灵枢·癫狂》。

【正名】长强，见 82 页 0380 号。

0813 **补元** Bǔyuán

【出处】《医学纲目》。

【正名】天枢，见 41 页 0190 号。

0814 **灵台** Língtái（DU10）

【出处】《素问·气府论》王冰注："灵台在第六椎节下间，俯而取之。"

【别名】肺底（《循经考穴编》）。

【归经】属督脉。

【位置】在背部，当后正中线上，第六胸椎棘突下凹陷中。

0815 **灵道** Língdào（HT4）

【出处】《针灸甲乙经》："灵道者，金也。"

【归经】属手少阴心经，是手少阴心经的经穴。

【位置】在前臂掌侧，当尺侧腕屈肌腱的桡侧缘，腕横纹上 1.5 寸。

0816 **灵墟** Língxū（KI24）

【出处】《针灸甲乙经》："胸胁榰满，痛引膺，不得息，闷乱烦满，不得饮食，灵墟主之。"

【归经】属足少阴肾经。

【位置】在胸部，当第三肋间隙，前正中线旁开2寸。

0817 **尾穷骨** Wěiqiónggǔ

【出处】《备急千金要方》："腰卒痛，灸穷骨上一寸七壮，左右一寸各灸七壮。"《针灸集成》名"尾穷骨。"

【归经】属经外奇穴。

【位置】骶部，于尾骨尖端上1寸，及其左右旁开各1寸处，共3穴。

0818 **尾骨** Wěigǔ

【出处】《千金翼方》。

【正名】长强，见82页0380号。

0819 **尾骨下空** Wěigǔxiàkōng

【出处】《素问》。

【正名】长强，见82页0380号。

0820 **尾闾** Wěilǘ

【出处】《古今医统大全》。

【正名】长强，见 82 页 0380 号。

0821 **尾眵** Wěichī

【出处】《针灸全书》。

【正名】鸠尾，见 172 页 0788 号。

0822 **尾蛆骨** Wěiqūgǔ

【出处】《人镜经》。

【正名】长强，见 82 页 0380 号。

0823 **尾骶** Wěidǐ

【出处】《经穴图考》。

【正名】长强，见 82 页 0380 号。

0824 **尾翠骨** Wěicuìgǔ

【出处】《太平圣惠方》。

【正名】长强，见 82 页 0380 号。

0825 **尾翳** Wěiyì

【出处】《灵枢·九针十二原》、《针灸甲乙经》。

【正名】鸠尾，见 172 页 0788 号。

0826 **尿胞** Niàobāo

【出处】《备急千金要方》。

【正名】曲骨，见 125 页 0566 号。

0827 附分 Fùfēn（BL41）

【出处】《针灸甲乙经》："附分，在第二椎下，附项内廉两旁各三寸。"

【归经】属足太阳膀胱经，是足太阳膀胱经、手太阳小肠经之会穴。

【位置】在背部，当第二胸椎棘突下，旁开 3 寸。

0828 附阳 Fùyáng

【出处】《素问·气穴论》王冰注。

【正名】跗阳，见 282 页 1297 号。

八 画

0829 **环中** Huánzhōng

【出处】《中国针灸学》：“环跳与腰俞之中间。”

【归经】属经外奇穴。

【位置】臀部，环跳穴与腰俞穴连线之中点处。

0830 **环谷** Huángǔ

【出处】《太素》杨上善注。

【正名】神阙，见 239 页 1104 号。

0831 **环谷** Huángǔ

【出处】《素问·气府论》王冰注。

【正名】环跳，见 183 页 0834 号。

0832 **环俞** Huánshū

【出处】《圣济总录》。

【正名】白环俞，见 107 页 0488 号。

0833 **环铫** Huándiào

【出处】《素问·气府论》王冰注。

【正名】环跳，见 183 页 0834 号。

0834 环跳 Huántiào（GB30）

【出处】《针灸甲乙经》："腰胁相引痛急，髀筋瘈，胫痛不可屈伸，痹不仁，环跳主之。"

【别名】髋骨（《杨敬斋针灸全书》）、髀厌（《人镜经》）、枢中（《素问·缪刺论》）、分中（《针方六集》）、环谷、髀枢、环铫（《素问·气府论》王冰注）、膑骨（《针灸大全》）、钚铫（《备急千金要方》）。

【归经】属足少阳胆经，是足少阳、太阳经交会穴。

【位置】在股外侧部，侧卧屈股，当股骨大转子最凸点与骶管裂孔连线的外 1/3 与中 1/3 交点处。

0835 青灵 Qīnglíng（HT2）

【出处】《太平圣惠方》："灵青二穴在肘上三寸。"

【别名】青灵泉（《医学入门》）。

【归经】属手少阴心经。

【位置】在臂内侧，当极泉与少海的连线上，肘横纹上 3 寸，肱二头肌的内侧沟中。

0836 青灵泉 Qīnglíngquán

【出处】《医学入门》。

【正名】青灵，见 183 页 0835 号。

0837 **直肠** Zhícháng

【出处】《针灸甲乙经》。

【正名】承筋，见 209 页 0959 号。

0838 **枢中** Shūzhōng

【出处】《素问·缪刺论》。

【正名】环跳，见 183 页 0834 号。

0839 **枕骨** Zhěngǔ

【出处】《素问·气穴论》王冰注。

【正名】头窍阴，见 110 页 0504 号。

0840 **或中** Huòzhōng

【出处】《医心方》。

【正名】彧中，见 244 页 1128 号。

0841 **刺骨** Cìgǔ

【出处】《脉经》。

【正名】束骨，见 159 页 0725 号。

0842 **顶上** Dǐngshàng

【出处】《脉经》。

【正名】百会，见 118 页 0535 号。

0843 **顶门** Dǐngmén

【出处】《扁鹊神应针灸玉龙经》。

【正名】囟会，见133页0611号。

0844 **顶中央一穴** Dǐngzhōngyāngyīxuè

【出处】《素问·气穴论》王冰注。

【正名】百会，见118页0535号。

0845 **拇趾里横纹** Mǔzhǐlǐhéngwén

【出处】《备急千金要方》："阴癞，灸足大趾下理中十壮。"

【别名】大趾下横纹、大趾下理（《针灸经外奇穴图谱》）。

【归经】属经外奇穴。

【位置】足拇趾蹠侧，远端趾关节横纹之中点处。

0846 **齿牙** Chǐyá

【出处】《神灸经纶》。

【正名】颊车，见280页1290号。

0847 **虎口** Hǔkǒu

【出处】《备急千金要方》："两虎口白肉际。"

【归经】属经外奇穴。

【位置】手背部，拇、食指指蹼中点上方赤白肉际处。

0848 **虎口** Hǔkǒu

【出处】《针灸甲乙经》、《外台秘要》。

【正名】合谷，见 139 页 0635 号。

0849 **肾气** Shènqì

【出处】《医学纲目》。

【正名】大横，见 24 页 0110 号。

0850 **肾念** Shènniàn

【出处】《灸法残卷图》。

【正名】肾俞，见 186 页 0851 号。

0851 **肾俞** Shènshū（BL23）

【出处】《灵枢·背腧》："肾俞在十四焦（椎）之间。"

【别名】少阴俞（《素问·通评虚实论》王冰注）、肾念（《灸法残卷图》）、高盖（《针灸指南》）。

【归经】属足太阳膀胱，肾之背俞穴。

【位置】在腰部，当第二腰椎棘突下，旁开 1.5 寸。

0852 **肾募** Shènmù

【出处】《难经·八难》。

【正名】京门，见 199 页 0912 号。

0853 **尚骨** Shànggǔ

【出处】《备急千金要方》。

【正名】肩髃，见205页0942号。

0854 **昆仑** Kūnlún（BL60）

【出处】《灵枢·本输》：“行于昆仑。”

【别名】上昆仑、内昆仑（《太平圣惠方》）、下昆仑（《针灸资生经》）、足太阳（《灸法图残卷》）。

【归经】属足太阳膀胱经，是足太阳膀胱经经穴。

【位置】在足部外踝后方，当外踝尖与跟腱之间的凹陷处。

0855 **昆昆** Kūnkūn

【出处】《难经·六十六难》杨玄操注。

【正名】关元，见142页0649号。

0856 **昌阳** Chāngyáng

【出处】《针灸甲乙经》。

【正名】复溜，见221页1015号。

0857 **明光** Míngguāng

【出处】《针灸甲乙经》。

【正名】攒竹，见327页1493号。

0858 **明堂** Míngtáng

【出处】《太平圣惠方》。

【正名】上星，见 28 页 0126 号。

0859 **岭上** Lǐngshàng

【出处】《古法新解会元针灸学》。

【正名】百会，见 118 页 0535 号。

0860 **垂手** Chuíshǒu

【出处】《医学原始》。

【正名】风市，见 86 页 0395 号。

0861 **垂泉** Chuíquán

【出处】《圣济总录》。

【正名】中封，见 66 页 0307 号。

0862 **垂浆** Chuíjiāng

【出处】《圣济总录》。

【正名】承浆，见 209 页 0958 号。

0863 **知利气** Zhīlìqì

【出处】《针灸学》。

【正名】身柱，见 168 页 0764 号。

0864 **知利介** Zhīlìjiè

【出处】《针灸学》。

【正名】身柱，见 168 页 0764 号。

0865 **和窌** Héliáo

【出处】《备急千金要方》。

【正名】口禾髎，见 30 页 0138 号。

0866 **委中** Wěizhōng（BL40）

【出处】《灵枢·本输》：“入于委中。”

【别名】血郄（《铜人腧穴针灸图经》）、郄中（《素问·刺疟论》王冰注）、中郄、曲脷内（《针灸学》）、委中央（《灵枢·邪气藏腑病形》）、腘中（《灵枢·杂病》）、腿凹（《中华针灸学》）。

【归经】属足太阳膀胱经，是足太阳膀胱经合穴。

【位置】在腘横纹中点，当股二头肌腱与半腱肌肌腱的中间。

0867 **委中央** Wěizhōngyāng

【出处】《灵枢·邪气藏腑病形》。

【正名】委中，见 189 页 0866 号。

0868 **委阳** Wěiyáng（BL39）

【出处】《灵枢·本输》：“少阳之后，出于腘中外廉，名曰委阳。”

【归经】属足太阳膀胱，三焦之下合穴。

【位置】在腘横纹外侧端，当股二头肌腱的内侧。

0869 **季肋** Jìlèi

【出处】《针灸学》。

【正名】章门，见 268 页 1241 号。

0870 **季胁** Jìxié

【出处】《难经》。

【正名】章门，见 268 页 1241 号。

0871 **季肷** Jìyāng

【出处】《中华针灸学》。

【正名】气海，见 76 页 0351 号。

0872 **秉风** Bǐngfēng（SI12）

【出处】《针灸甲乙经》:“肩痛不可举，……秉风主之。”

【别名】乘风（《神灸经纶》)、肩解（《素问·气府论》王冰注）。

【归经】属手太阳小肠经，交会穴之一，手阳明太阳、手足少阳之会。

【位置】在肩胛部，当冈上窝中央，天宗直上，举臂有凹陷处。

0873 **侠玉泉** Xiáyùquán

【出处】《针灸经外奇穴图谱》。

【正名】子宫，见 37 页 0171 号。

0874 **侠白** Xiábái（LU4）

【出处】《针灸甲乙经》："侠白，在天府下。"

【别名】夹白（《针灸穴名解》）、挟白（《医学纲目》）。

【归经】属手太阴肺经。

【位置】在臂内侧面，肱二头肌桡侧缘，腋前纹头下 4 寸或肘横纹上 5 寸处。

0875 **侠溪** Xiáxī（GB43）

【出处】《灵枢·本输》："溜于侠溪。"

【别名】夹溪（《针灸聚英》）。

【归经】属足少阳胆经，是足少阳胆经荥穴。

【位置】在足背外侧，当第四、五趾间，趾蹼缘后方赤白肉际处。

0876 **金门** Jīnmén（BL63）

【出处】《针灸甲乙经》："尸厥暴死，金门主之。"

【别名】关梁（《针灸甲乙经》、《备急千金要方》）、梁关（《针灸聚英》）、梁门（《会元针灸学》）、金阙（《针灸全书》）。

【归经】属足太阳膀胱经，是足太阳膀胱经郄穴。

【位置】在足外侧，当外踝前缘直下，骰骨下缘处。

0877 **金门** Jīnmén

【出处】《外台秘要》。

【正名】会阴，见136页0623号。

0878 **金津** Jīnjīn（EX-HN12）

【出处】《针灸大成》："左金津，右玉液二穴，在舌下两旁，紫脉上是穴。"

【归经】属经外奇穴。

【位置】在口腔内，当舌下系带左侧的静脉上。

0879 **金阙** Jīnquē

【出处】《针灸全书》。

【正名】金门，见191页0876号。

0880 **命门** Mìngmén

【出处】《针灸甲乙经》："头痛如破……腰腹相引痛，命门主之。"

【别名】精宫（《医学原始》、《循经考穴编》）、属累（《针灸甲乙经》）、竹杖（《寿世保元》）。

【归经】属督脉。

【位置】在腰部，当后正中线上，第二腰椎棘突下凹陷中。

0881 **命门** Mìngmén

【出处】《针灸甲乙经》。

【正名】石门，见 97 页 0444 号。

0882 **命门** Mìngmén

【出处】《经脉发挥》。

【正名】关元，见 142 页 0649 号。

0883 **命关** Mìngguān

【出处】《扁鹊心书》。

【正名】食窦，见 228 页 1054 号。

0884 **郄门** Xìmén（PC4）

【出处】《针灸甲乙经》："神气不足，郄门主之。"

【别名】四白（《循经考穴编》）。

【归经】属手厥阴心包经，手心主之郄穴。

【位置】在前臂掌侧，当曲泽与大陵的连线上，腕横纹上 5 寸。

0885 **郄中** Xìzhōng

【出处】《素问·刺疟论》王冰注。

【正名】委中，见 189 页 0866 号。

0886 **乳上穴** Rǔshàngxué

【出处】《备急千金要方》："妬乳，以蒲横口，以度从乳上行，灸度头二七壮。”

【别名】乳头上（《针灸经外奇穴图谱》）。

【归经】属经外奇穴。

【位置】胸部，锁骨中线上，第四肋间隙直上 1 寸（两口角间的距离）处。

0887 乳中 Rǔzhōng（ST17）

【出处】《针灸甲乙经》：“乳中，禁不可刺灸。”

【别名】乳头（《圣济总录》）、当乳（《铜人腧穴针灸图经》）、乳首（《普济方》）。

【归经】属足阳明胃经。

【位置】在胸部，当第四肋间隙，乳头中央，距前正中线 4 寸。

0888 乳头 Rǔtóu

【出处】《圣济总录》。

【正名】乳中，见 194 页 0887 号。

0889 乳头上 Rǔtóushàng

【出处】《针灸经外奇穴图谱》。

【正名】乳上穴，见 193 页 0886 号。

0890 乳首 Rǔshǒu

【出处】《普济方》。

【正名】乳中，见 194 页 0887 号。

0891 **乳根** Rǔgēn（ST18）

【出处】《针灸甲乙经》:"乳痈，凄索寒热，痛不可按，乳根主之。"

【别名】薜息（《备急千金要方》）。

【归经】属足阳明胃经。

【位置】在胸部，当乳头直下，乳房根部，第五肋间隙，距前正中线4寸。

0892 **肺中俞** Fèizhōngshū

【出处】《备急千金要方》

【正名】中府，见65页0302号。

0893 **肺念** Fèiniàn

【出处】《灸法残卷图》。

【正名】肺俞，见196页0896号。

0894 **肺底** Fèidǐ

【出处】（《医学原始》注:《循经考穴编》作"灵台"穴之别名，《医学原始》误作"至阳"穴之别名。始且录之，供参考）。

【正名】至阳，见121页0547号。

0895 **肺底** Fèidǐ

【出处】肺底（《循经考穴编》）。

【正名】灵台，见178页0814号。

0896 肺俞 Fèishū（BL13）

【出处】《灵枢·背腧》："肺俞在三焦（椎）之间。"

【别名】肩中外俞（《脉经》）、肺念（《灸法残卷图》）。

【归经】属足太阳膀胱经，背俞之一，肺之背俞穴。

【位置】在背部，当第三胸椎棘突下，旁开1.5寸。

0897 肺募 Fèimù

【出处】《备急千金要方》

【正名】中府，见65页0302号。

0898 胁窌 Xiéliáo

【出处】《针灸甲乙经》、《外台秘要》。

【正名】章门，见268页1241号。

0899 胁廓 Xiékuò

【出处】《太平圣惠方》。

【正名】章门，见268页1241号。

0900 胁髎 Xiéliáo

【出处】《针灸甲乙经》、《外台秘要》。

【正名】章门，见268页1241号。

0901 **周谷** Zhōugǔ

【出处】《针灸经穴学》。

【正名】二间，见 1 页 0002 号。

0902 **周荣** Zhōuróng（SP20）

【出处】《针灸甲乙经》："周荣在中府下一寸六分陷者中，足太阴脉气所发，仰而取之。"

【别名】周营（《经穴汇解》）。

【归经】属足太阴脾经。

【位置】在胸外侧部，当第二肋间隙，距前正中线6寸。

0903 **周营** Zhōuyíng

【出处】《经穴汇解》。

【正名】周荣，见 197 页 0902 号。

0904 **鱼阳** Yúyáng

【出处】《云岐子论经络迎随补泻法》。

【正名】承山，见 207 页 0951 号。

0905 **鱼肠** Yúcháng

【出处】《医心方》。

【正名】承山，见 207 页 0951 号。

0906 **鱼尾** Yúwěi

【出处】《扁鹊神应针灸玉龙经》。

【正名】瞳子髎，见 318 页 1463 号。

0907 **鱼际** Yújì（LU10）

【出处】《灵枢·本输》："溜于鱼际。"

【归经】属手太阴肺经，本经荥穴。

【位置】在手拇指本节（第一掌指关节）后凹陷处，约当第一掌骨中点桡侧，赤白肉际处。

0908 **鱼腰** Yúyāo（EX-HN4）

【出处】《扁鹊神应针灸玉龙经》。

【别名】印堂（《东医宝鉴》："鱼腰二穴，一名印堂，在两眉中"）。

【归经】属经外奇穴。

【位置】在额部，瞳孔直上，眉毛中。

0909 **鱼腰** Yúyāo

【出处】《针方六集》。

【正名】承山，见 207 页 0951 号。

0910 **鱼腹** Yúfù

【出处】《针灸甲乙经》。

【正名】承山，见 207 页 0951 号。

0911 **鱼腹山** Yúfùshān

【出处】《太平圣惠方》。

【正名】承山，见 207 页 0951 号。

0912 **京门** Jīnmén（GB25）

【出处】《脉经》："募在京门。"

【别名】气府、气俞（《针灸甲乙经》）、肾募（《难经·八难》）。

【归经】属足少阳胆经，是肾之募穴。

【位置】在侧腰部，章门后 1.8 寸，当第十二肋骨游离端的下方。

0913 **京骨** Jīnggǔ（BL64）

【出处】《灵枢·本输》："过于京骨。"

【归经】属足太阳膀胱经，是足太阳膀胱经输穴。

【位置】在足外侧，第五跖骨粗隆下方，赤白肉际处。

0914 **夜光** Yèguāng

【出处】《针灸甲乙经》。

【正名】攒竹，见 327 页 1493 号。

0915 **府中俞** Fǔzhōngshū

【出处】《针灸大全》。

【正名】中府，见 65 页 0302 号。

0916 **府舍** Fǔshè（SP13）

【出处】《针灸甲乙经》："厥逆霍乱，府舍主之。"

【归经】属足太阴脾经。

【位置】在下腹部，当脐中下 4 寸，冲门上方 0.7 寸，距前正中线 4 寸。

0917 **疝气** Shànqì

【出处】《医宗金鉴·刺灸心法》。

【正名】三角灸，见 6 页 0025 号。

0918 **盲之原** Mángzhīyuán

【出处】《经脉发挥》。

【正名】关元，见 142 页 0649 号。

0919 **河车路** Héchēlù

【出处】《东医宝鉴》。

【正名】长强，见 82 页 0380 号。

0920 **泪孔** Lèikǒng

【出处】《针灸甲乙经》、《千金翼方》。

【正名】睛明，见 293 页 1355 号。

0921 **泪空** Lèikōng

【出处】《针灸聚英》。

【正名】睛明，见293页1355号。

0922 **泪腔** Lèiqiāng

【出处】《针灸学》。

【正名】睛明，见293页1355号。

0923 **泥丸宫** Níwángōng

【出处】《本事方》。

【正名】百会，见118页0535号。

0924 **泽前** Zéqián

【出处】《中国针灸学》："尺泽之前一寸，与中指对直。"

【归经】属经外奇穴。

【位置】肘臂部，于肘横纹肱二头肌腱桡侧缘前下1寸处。

0925 **治喘** Zhìchuǎn

【出处】《针灸学》。

【正名】定喘，见202页0927号。

0926 **治瘫** 3 Zhìtānsān

【出处】《针灸学》。

【正名】手逆注，见 80 页 0371 号。

0927 **定喘** Dìngchuǎn（EX-B1）

【出处】《常用新医疗法手册》："定喘，大椎穴旁开五分。"

【别名】喘息、治喘（《针灸学》）。

【归经】属经外奇穴。

【位置】在背部，当第七颈椎棘突下，旁开 0.5 寸。

0928 **肩井** Jiānjǐng（GB21）

【出处】《针灸甲乙经》："肩背髀（痹）痛，臂不举，寒热凄索，肩井主之。"

【别名】肩解（《素问·气穴论》）、膊井（《太平圣惠方》）、缚井（《西方子明堂灸经》）、髆井（《铜人腧穴针灸图经》）。

【归经】属中少阳胆经，手少阳胆经、阳维之会穴。

【位置】在肩部，前直乳中，当大椎与肩峰端连线的中点上。

0929 **肩井** Jiānjǐng

【出处】《外科大成》。

【正名】肩髃，见 205 页 0942 号。

0930 **肩中外俞** Jiānzhōngwàishū

【出处】《脉经》。

【正名】肺俞，见 196 页 0896 号。

0931 肩中俞 Jiānzhōngshū（SI15）

【出处】《针灸甲乙经》：“寒热疠，目不明，咳上气，唾血，肩中俞主之。”

【归经】属手太阳小肠经。

【位置】在背部，当第七颈椎棘突下，旁开 2 寸。

0932 肩内陵 Jiānnèilíng

【出处】《针灸经外奇穴图谱》。

【正名】肩前，见 204 页 0939 号。

0933 肩外俞 Jiānwàishū（SI14）

【出处】《针灸甲乙经》：“肩胛中痛，而寒至肘，肩外俞主之。”

【归经】属手太阳小肠经。

【位置】在背部，当第一胸椎棘突下，旁开 3 寸。

0934 肩头 Jiāntóu

【出处】《备急千金要方》：“灸癣法，……平举两手，持户两边，取肩头小垂际骨解宛宛中。”

【别名】肩尖（《针灸经外奇穴图谱》）。

【归经】属经外奇穴。

【位置】肩部，肩锁关节之凹陷中。

0935 **肩贞** Jiānzhēn（SI9）

【出处】《素问·气穴论》：“肩贞二穴。”

【归经】手太阳小肠经。

【位置】在肩关节后下方，臂内收时，腋后纹头上1寸（指寸）。

0936 **肩尖** Jiānjiān

【出处】《外科枢要》。

【正名】肩髃，见205页0942号。

0937 **肩尖** Jiānjiān

【出处】《针灸经外奇穴图谱》。

【正名】肩头，见203页0934号。

0938 **肩骨** Jiāngǔ

【出处】《东医宝鉴》。

【正名】肩髃，见205页0942号。

0939 **肩前** Jiānqián

【出处】《中医临床新编》：“垂肩，腋前皱襞头上一寸五分。”

【别名】肩内陵（《针灸经外奇穴图谱》）。

【归经】属经外奇穴。

【位置】肩部，腋前皱襞尽端直上1.5寸。

0940 **肩解** Jiānjiě

【出处】《素问·气穴论》王冰注。

【正名】肩井，见202页0928号。

0941 **肩解** Jiānjiě

【出处】《素问·气府论》王冰注。

【正名】秉风，见190页0872号。

0942 **肩髃** Jiānyú（LI15）

【出处】《灵枢·经别》："别于肩髃。"

【别名】髃骨（《素问·气府论》王冰注）、中肩井（《备急千金要方》）、扁骨（《外台秘要》）、肩尖（《外科枢要》）、尚骨、偏骨（《循经考穴编》）、肩骨（《东医宝鉴》）、扁尖（《经穴汇解》）、偏肩、肩井（《外科大成》）。

【归经】属手阳明大肠经。

【位置】在肩部，三角肌上，臂外展，或向前平伸时，当肩峰前下方凹陷处。

0943 **肩髎** Jiānliáo（SJ14）

【出处】《针灸甲乙经》："肩重不举，臂痛，肩髎主之。"

【归经】属手少阳三焦经。

【位置】在肩部，肩髃后方，当臂外展时，于肩峰后下方呈现凹陷处。

0944 建里 Jiānlǐ（RN11）

【出处】《针灸甲乙经》："心痛上抢心，不欲食，支痛引膈，建里主之。"

【归经】属任脉。

【位置】在上腹部，前正中线上，当脐中上3寸。

0945 居髎 Jūliáo（GB29）

【出处】《针灸甲乙经》："居髎，在章门下八寸三分。"

【归经】属足少阳胆经，阳跻、足少阳胆经之会。

【位置】在髋部，当髂前上棘与股骨大转子最凸点连线的中点处。

0946 屈骨 Qūgǔ

【出处】《备急千金要方》。

【正名】曲骨，见125页0566号。

0947 屈骨 Qūgǔ

【出处】《备急千金要方》。

【正名】横骨，见312页1436号。

0948 屈骨端 Qūgǔduān

【出处】《中国针灸学》。

【正名】曲骨，见125页0566号。

0949 **屈骨端** Qūgǔduān

【出处】《针灸资生经》。

【正名】横骨，见 312 页 1436 号。

0950 **始光** Shǐguāng

【出处】《针灸甲乙经》。

【正名】攒竹，见 327 页 1493 号。

0951 **承山** Chéngshān（BL57）

【出处】《灵枢·卫气》："气在胫者，止之于气街，与承山踝上以下。"

【别名】鱼腹、肉柱（《针灸甲乙经》）、伤山（《备急千金要方》）、肠山（《铜人腧穴针灸图经》）、鱼阳、肉付（《云岐子论经络迎随补泻法》）、鱼肠（《医心方》）、鱼腰（《针方六集》）、鱼腹山、玉柱（《太平圣惠方》）、偃山（《删繁刺灸诸穴集要》）。

【归经】属足太阳膀胱经。

【位置】在小腿后面正中，委中与昆仑炎间，当伸直小腿或足跟上提时腓肠肌肌腹下出现尖角凹陷处。

0952 **承光** Chéngguāng（BL6）

【出处】《针灸甲乙经》："青盲，远视不明，承光主之。"

【归经】属足太阳膀胱经。

【位置】在头部，当前发际正中直上 2.5 寸，旁开

1.5 寸。

0953 **承先** Chéngxiān

【出处】《圣济总录》。

【正名】承泣，见 209 页 0957 号。

0954 **承扶** Chéngfú（BL36）

【出处】《针灸甲乙经》："阴胞有寒，小便不利，承扶主之。"

【别名】肉郄、阴关、皮部、扶承（《针灸甲乙经》）、阴开（《针灸全书》）、皮郄（《中国针灸学》）。

【归经】属足太阳膀胱经。

【位置】在大腿后面，臀下横纹的中点。

0955 **承灵** Chénglíng（GB18）

【出处】《针灸甲乙经》："脑风头痛，恶见风寒，鼽衄鼻塞，喘息不通，承灵主之。"

【归经】属足少阳胆经，足少阳胆经、阳维之会穴。

【位置】在头部，当前发际上 4 寸，头正中线旁开 2.25 寸。

0956 **承命** Chéngmìng

【出处】《备急千金要方》。

【正名】三阴交，见 6 页 0022 号。

0957 **承泣** Chéngqì（ST1）

【出处】《针灸甲乙经》："目不明，泪出……㖞僻不能言，刺承泣。"

【别名】鼷穴、面窌（《针灸甲乙经》）、承先（《圣济总录》）、溪穴（《经穴纂要》）、鼠穴（《针灸逢源》）、面髎（《针灸学》）、谿穴（《外台秘要》）。

【归经】属足阳明胃经，交会穴之一，阳跻、任脉、足阳明之会。

【位置】在面部，瞳孔直下，当眼球与眶下缘之间。

0958 **承浆** Chéngjiāng（RN24）

【出处】《针灸甲乙经》："消渴嗜饮，承浆主之。"

【别名】悬浆（《铜人腧穴针灸图经》）、天池（《针灸甲乙经》）、垂浆（《圣济总录》）、鬼市（《备急千金要方》）、重浆（《圣济总录》）、天地（《医心方》）。

【归经】属任脉，是任脉、督脉，手足阳明经交会穴。

【位置】在面部，当颏唇沟的正中凹陷处。

0959 **承筋** Chéngjīn（BL56）

【出处】《针灸甲乙经》："胫痹不仁，承筋主之。"

【别名】腨肠、直肠（《针灸甲乙经》）、踹肠（《千金翼方》）、真肠（《太平圣惠方》）。

【归经】属足太阳膀胱经。

【位置】在小腿后面，当委中与承山的连线上，腓肠肌肌腹中央，委中下 5 寸。

0960 **承满** Chéngmǎn（ST20）

【出处】《针灸甲乙经》："肠鸣相逐，不可倾倒（侧），承满主之。"

【归经】属足阳明胃经。

【位置】在上腹部，当脐中上 5 寸，距前正中线 2 寸。

0961 **经中** Jīnzhōng

【出处】《针灸集成》："在脐下半寸，两旁各三寸。"

【别名】阴都（《针灸集成》）。

【归经】属经外奇穴。

【位置】腹部，脐孔直下 1.5 寸，再左右旁开 3 寸处。

0962 **经如** Jīngrú

【出处】《太平圣惠方》。

【正名】少冲，见 61 页 0286 号。

0963 **经始** Jīngshǐ

【出处】《针灸甲乙经》。

【正名】少冲，见 61 页 0286 号。

0964 **经渠** Jīngqú（LU8）

【出处】《灵枢·本输》："行天经渠。"

【归经】属手太阴肺经，本经经穴。

【位置】在前臂掌面桡侧，桡骨茎突与桡动脉之间凹陷处，腕横纹上1寸。

九 画

0965 **项大椎** Xiàngdàzhuī

【出处】《素问·骨空论》王冰注。

【正名】大椎，见 23 页 0103 号。

0966 **项强** Xiàngqiáng

【出处】《经外奇穴汇编》。

【正名】外劳宫，见 108 页 0496 号。

0967 **荘俞** Zhuàngshū

【出处】《针灸集成》。

【正名】神道，见 239 页 1103 号。

0968 **带脉** Dàimài（GB26）

【出处】《灵枢·癫狂》："脉癫疾者，暴外……灸带脉于腰，相去三寸。"

【归经】属足少阳胆经，足少阳胆经、带脉二经之会穴。

【位置】在侧腹部，章门下 1.8 寸，当第十一肋骨游离端下方垂线与脐水平线的交点上。

0969 **草鞋带** Cǎoxiédài

【出处】《扁鹊神应针灸玉龙经》。

【正名】解溪，见 299 页 1382 号。

0970 **威灵** Wēilíng

【出处】《小儿推拿方脉活婴秘旨全书》："威灵穴，在虎口下两旁岐，有圆骨处。"

【别名】腰痛点（《针灸学简编》）。

【归经】属经外奇穴。

【位置】在手背第二、三掌骨间中点，第三指伸肌腱桡侧凹陷处。

0971 **面土** Miàntǔ

【出处】《针灸全书》。

【正名】素髎，见 244 页 1125 号。

0972 **面王** Miànwáng

【出处】《针灸甲乙经》。

【正名】素髎，见 244 页 1125 号。

0973 **面玉** Miànyù

【出处】《外台秘要》。

【正名】素髎，见 244 页 1125 号。

0974 面正 Miànzhèng

【出处】《铜人腧穴针灸图经》。

【正名】素髎，见 244 页 1125 号。

0975 面窌 Miànliáo

【出处】《针灸甲乙经》。

【正名】承泣，见 209 页 0957 号。

0976 面髎 Miànliáo

【出处】《针灸学》。

【正名】承泣，见 209 页 0957 号。

0977 牵正 Qiānzhèng

【出处】《常用新医疗法手册》："牵正穴，耳垂前 5 分～1 寸。"

【归经】属经外奇穴。

【位置】位于面颊部，耳垂前方 5 分，与耳垂中点相平。

0978 持枢 Chíshū

【出处】《难经·六十六难》杨玄操注。

【正名】关元，见 142 页 0649 号。

0979 挟白 Xiébái

【出处】《医学纲目》。

【正名】侠白，见 191 页 0874 号。

0980 **背阳关** Bèiyángguān

【出处】《针灸大全》。

【正名】腰阳关，见 295 页 1363 号。

0981 **背俞** Bèishū

【出处】《中华针灸学》。

【正名】心俞，见 88 页 0406 号。

0982 **背俞二穴** Bèishūèrxuè

【出处】《素问·气穴论》王冰注。

【正名】大杼，见 19 页 0086 号。

0983 **背解** Bèijiě

【出处】《针灸甲乙经》。

【正名】腰俞，见 296 页 1367 号。

0984 **背鲜** Bèixiān

【出处】《针灸学》。

【正名】腰俞，见 296 页 1367 号。

0985 **背臑** Bèinào

【出处】《太素》杨上善注。

【正名】臂臑，见 322 页 1482 号。

0986 **临泣** Línqì

【出处】《针灸甲乙经》。

【正名】头临泣，见 110 页 0503 号。

0987 **临泣** Línqì

【出处】《灵枢·本输》。

【正名】足临泣，见 163 页 0740 号。

0988 **临窟** Línkū

【出处】《西方子明堂灸经》。

【正名】腹结，见 298 页 1375 号。

0989 **哑门** Yǎmén（DU15）

【出处】《素问·气穴论》："喑门一穴。"《铜人腧穴针灸图经》后诸本作"哑门。"

【别名】舌横、舌厌（《针灸甲乙经》）、舌肿（《东医宝鉴》）、舌根、厌舌（《古今医统大全》）、横舌（《外台秘要》）、喑门（《素问·气穴论》）、瘂门（《千金翼方》）。

【归经】属督脉，是督脉与阳维脉交会穴。

【位置】在项部，当后发际正中直上 0.5 寸，第一颈椎下。

0990 **冒阳** Màoyáng

【出处】《古法新解会元针灸学》。

【正名】复溜，见221页1015号。

0991 **胃下俞** Wèixiàshū

【出处】《千金翼方》。

【正名】胃脘下俞，见218页0998号。

0992 **胃上** Wèishàng

【出处】《新医疗法汇编》："在脐上二寸旁开四寸。"

【别名】提垂（《农村常见病防治手册》）。

【归经】属经外奇穴。

【位置】上腹部，脐上2寸下腕穴旁开4寸处。

0993 **胃仓** Wèicāng（BL50）

【出处】《针灸甲乙经》："胪胀水肿，食欲不下，多寒，胃仓主之"

【别名】食仓（《神灸经纶》）。

【归经】属足太阳膀胱经。

【位置】在背部，当第十二胸椎棘突下，旁开3寸。

0994 **胃阳** Wèiyáng

【出处】《西方子明堂灸经》。

【正名】复溜，见221页1015号。

0995 **胃俞** Wèishū（BL21）

【出处】《脉经》："胃俞在背第十二椎。"

【归经】属足太阳膀胱经，背俞之一，胃之背俞穴。

【位置】在背部，当第十二胸椎棘突下，旁开 1.5 寸。

0996 **胃脘** Wèiwǎn

【出处】《针灸大全》。

【正名】上脘，见 28 页 0130 号。

0997 **胃脘** Wèiwǎn

【出处】《素问·气穴论》王冰注。

【正名】中脘，见 68 页 0314 号。

0998 **胃脘下俞** Wèiwǎnxiàshū（EX-B3）

【出处】《备急千金要方》："在背第八椎下，横三间寸。"

【别名】胃下俞（《千金翼方》）、膵俞（《中国针灸学》）、胰俞（《针灸学》）、胃管下俞（《针灸经外奇穴图谱》）。

【归经】属经外奇穴。

【位置】在背部，当第八胸椎棘突下，旁开 1.5 寸。

0999 **胃维** Wèiwéi

【出处】《外台秘要》。

【正名】地仓，见 113 页 0513 号。

1000 胃募 Wèimù

【出处】《千金翼方》。

【正名】中脘，见 68 页 0314 号。

1001 胃管 Wèiguǎn

【出处】《肘后备急方》。

【正名】上脘，见 28 页 0130 号。

1002 胃管 Wèiguǎn

【出处】《脉经》。

【正名】中脘，见 68 页 0314 号。

1003 胃管下俞 Wèiguǎnxiàshū

【出处】《针灸经外奇穴图谱》。

【正名】胃脘下俞，见 218 页 0998 号。

1004 虾膜 Xiāmó

【出处】《医学纲目》。

【正名】夺命，见 119 页 0540 号。

1005 思枕 Sīzhěn

【出处】《中国针灸学》。

【正名】风府，见 86 页 0397 号。

1006 骨骶 Gǔdǐ

【出处】《灵枢·癫狂》。

【正名】长强，见 82 页 0380 号。

1007 幽门 Yōumén（KI21）

【出处】《针灸甲乙经》："胸胁背相引痛，……饮食不下，幽门主之。"

【别名】上门（《针灸甲乙经》、《千金翼方》）、上关（《疡医大全》）、幽关（《普济方》）。

【归经】属足少阴肾经，是足少阴肾经与冲脉交会穴。

【位置】在上腹部，当脐中上 6 寸，前正中线旁开 0.5 寸处。

1008 幽门 Yōumén

【出处】《圣济总录》。

【正名】下脘，见 13 页 0060 号。

1009 幽关 Yōuguān

【出处】《普济方》。

【正名】幽门，见 220 页 1007 号。

1010 **钚铫** Pīdiào

【出处】《备急千金要方》。

【正名】环跳，见 183 页 0834 号。

1011 **重下窬** Zhòngxiàyú

【出处】《医心方》。

【正名】中膂俞，见 71 页 0325 号。

1012 **重浆** Chóngjiāng

【出处】《圣济总录》。

【正名】承浆，见 209 页 0958 号。

1013 **复白** Fùbái

【出处】《针灸指南》。

【正名】复溜，见 221 页 1015 号。

1014 **复留** Fùliú

【出处】《古今医统正脉全书》中《灵枢·本输》版："行于复留。"

【正名】复溜，见 221 页 1015 号。

1015 **复溜** Fùliū（KI7）

【出处】《灵枢·本输》："行于复溜。"

【别名】昌阳、伏白（《针灸甲乙经》）、胃阳（《西方子明堂灸经》)、复白(《针灸指南》)、外命(《外台秘要》)、伏留(《千金方》)、复留(《古今医统正脉全书》中《灵枢·本输》版)、伏臼(《实用针灸学》)、冒阳(《古法新解会元针灸学》)。

【归经】属足少阴肾经,是足少阴肾经穴。

【位置】在小腿内侧,太溪穴直上 2 寸,跟腱的前后。

1016 鬼门 Guǐmén

【出处】《备急千金要方》。

【正名】囟会,见 133 页 0611 号。

1017 鬼厅 Guǐtīng

【出处】《圣济总录》。

【正名】水沟,见 91 页 0419 号。

1018 鬼心 Guǐxīn

【出处】《备急千金方》。

【正名】太渊,见 56 页 0261 号。

1019 鬼心 Guǐxīn

【出处】《备急千金要方》。

【正名】大陵,见 22 页 0099 号。

1020 **鬼市** Guǐshì

【出处】《千金翼方》。

【正名】水沟，见 91 页 0419 号。

1021 **鬼市** Guǐshì

【出处】《备急千金要方》。

【正名】承浆，见 209 页 0958 号。

1022 **鬼穴** Guǐxuè

【出处】《千金翼方》。

【正名】风府，见 86 页 0397 号。

1023 **鬼臣** Guǐchén

【出处】《备急千金要方》。

【正名】曲池，见 124 页 0562 号。

1024 **鬼邪** Guǐxié

【出处】《针灸全书》。

【正名】手三里，见 78 页 0361 号。

1025 **鬼邪** Guǐxié

【出处】《备急千金要方》。

【正名】足三里，见 161 页 0733 号。

1026 **鬼床** Guǐchuáng

【出处】《千金翼方》。

【正名】颊车，见 280 页 1290 号。

1027 **鬼林** Guǐlín

【出处】《针灸学》。

【正名】风府，见 86 页 0397 号。

1028 **鬼林** Guǐlín

【出处】《针灸学》。

【正名】颊车，见 280 页 1290 号。

1029 **鬼枕** Guǐzhěn

【出处】《备急千金要方》。

【正名】风府，见 86 页 0397 号。

1030 **鬼受** Guǐshòu

【出处】《备急千金方》。

【正名】尺泽，见 89 页 0412 号。

1031 **鬼录** Guǐlù

【出处】《腧穴学概论》。

【正名】悬命，见 264 页 1219 号。

1032 **鬼城** Guǐchéng

【出处】《备急千金要方》。

【正名】十宣，见 2 页 0007 号。

1033 **鬼信** Guǐxìn

【出处】《备急千金要方》。

【正名】少商，见 63 页 0294 号。

1034 **鬼宫** Guǐgōng

【出处】《备急千金要方》。

【正名】水沟，见 91 页 0419 号。

1035 **鬼客厅** Guǐkètīng

【出处】《备急千金要方》。

【正名】水沟，见 91 页 0419 号。

1036 **鬼垒** Guǐlěi

【出处】《备急千金要方》。

【正名】隐白，见 274 页 1266 号。

1037 **鬼堂** Guǐtáng

【出处】《千金翼方》。

【正名】尺泽，见 89 页 0412 号。

1038 **鬼堂** Guǐtáng

【出处】《备急千金要方》。

【正名】上星，见 28 页 0126 号。

1039 **鬼眼** Guǐyǎn

【出处】《医灯续焰》。

【正名】隐白，见 274 页 1266 号。

1040 **鬼眼** Guǐyǎn

【出处】《医学入门》。

【正名】腰眼，见 296 页 1368 号。

1041 **鬼禄** Guǐlù

【出处】《备急千金要方》。

【正名】悬命，见 264 页 1219 号。

1042 **鬼路** Guǐlù

【出处】《千金翼方》。

【正名】申脉，见 103 页 0470 号。

1043 **鬼路** Guǐlù

【出处】《千金翼方》。

【正名】劳宫，见 158 页 0723 号。

1044 **鬼路** Guǐlù

【出处】《备急千金要方》。

【正名】间使，见176页0802号。

1045 **鬼腿** Guǐtuǐ

【出处】《针灸大成》。

【正名】曲池，见124页0562号。

1046 **泉掖** Quányè

【出处】《医心方》。

【正名】渊液，见272页1257号。

1047 **泉液** Quányè

【出处】《太素》杨上善注。

【正名】渊液，见272页1257号。

1048 **俞门** Shūmén

【出处】《针灸集成》。

【正名】石门，见97页0444号。

1049 **俞府** Shūfǔ（KI27）

【出处】《针灸甲乙经》："咳逆上气，喘不得息，呕吐胸满，不得饮食，俞府主之。"

【别名】输府（《针灸甲乙经》、《外台秘要》、《黄帝明堂灸经》、《针灸大成》、《东医宝鉴》）、腧府（《铜人腧穴针灸图经》、《针灸资生经》、《圣济总录》、《针灸全书》、《东医宝鉴》）。

【归经】属足少阴肾经。

【位置】在胸部，当锁骨下缘，前正中线旁开 2 寸。

1050 食仓 Shícāng

【出处】《神灸经纶》。

【正名】胃仓，见 217 页 0993 号。

1051 食吕 Shílǚ

【出处】《铜人腧穴针灸图经》。

【正名】阴都，见 155 页 0712 号。

1052 食关 Shíguān

【出处】《针方六集》。

【正名】石关，见 98 页 0446 号。

1053 食宫 Shígōng

【出处】《针灸甲乙经》。

【正名】阴都，见 155 页 0712 号。

1054 食窦 Shídòu（SP17）

【出处】《针灸甲乙经》："食窦在天溪下一寸六分

陷者中，足太阴脉气所发，仰而取之。”

【别名】命关（《扁鹊心书》）。

【归经】属足太阴脾经。

【位置】在胸外侧部，当第五肋间隙，距前正中线 6 寸。

1055 **胆池** Dǎnchí

【出处】《圣济总录》。

【正名】日月，见 64 页 0295 号。

1056 **胆俞** Dǎnshū（BL19）

【出处】《脉经》：“胆俞在背第十椎。”

【别名】胆募俞（《素问·奇病论》）。

【归经】足太阳膀胱经，背俞之一，胆之背俞。

【位置】在背部，当第十胸椎棘突下，旁开 1.5 寸。

1057 **胆募** Dǎnmù

【出处】《千金翼方》。

【正名】日月，见 64 页 0295 号。

1058 **胆募** Dǎnmù

【出处】《针灸聚英》。

【正名】辄筋，见 262 页 1212 号。

1059 胆募俞 Dǎnmùshū

【出处】《素问·奇病论》。

【正名】胆俞，见 229 页 1056 号。

1060 胆囊 Dǎnnáng（EX-LE6）

【出处】《中华外科杂志》（1959 年）：“在阳陵泉下 1 寸左右之压痛点处。”

【别名】胆囊点（《中华外科杂志》1959 年）。

【归经】属经外奇穴。

【位置】在小腿外侧上部，当腓骨小头前下方凹陷处（阳陵泉）直下 2 寸。

1061 胆囊点 Dǎnnángdiǎn

【出处】《中华外科杂志》1959 年。

【正名】胆囊，见 230 页 1060 号。

1062 胞门 Bāomén

【出处】《千金翼方》左侧穴别名。

【正名】水道，见 93 页 0426 号。

1063 胞门 Bāomén

【出处】《针灸甲乙经》。

【正名】气穴，见 74 页 0339 号。

1064 **胞门** Bāomén

【出处】《经脉发挥》。

【正名】关元，见 142 页 0649 号。

1065 **胞肓** Bāohuāng（BL53）

【出处】《针灸甲乙经》："腰脊痛，恶寒，少腹满坚，癃闭下重，不得小便，胞肓主之。"

【归经】属足太阳膀胱经。

【位置】在臀部，平第二骶后孔，骶正中嵴旁开 3 寸。

1066 **独会** Dúhuì

【出处】《针灸经外奇穴图谱》。

【正名】独阴，见 231 页 1067 号。

1067 **独阴** Dúyīn（EX-LE11）

【出处】《针灸大成》："在足第二指下，横纹中是穴。"

【别名】独会（《针灸经外奇穴图谱》）。

【归经】属经外奇穴。

【位置】在足第二趾的跖侧远侧趾间关节的中点。

1068 **独阴** Dúyīn

【出处】《经穴纂要》。

【正名】至阴，见 121 页 0548 号。

1069 **急脉** Jímài（LR12）

【出处】《素问·气府论》："厥阴毛中急脉各一。"

【别名】羊矢（《医学入门》）。

【归经】属足厥阴肝经。

【位置】在耻骨结节的外侧，当气冲外下方腹股沟股动脉搏动处，前正中线旁开 2.5 寸。

1070 **闻谷** Wéngǔ

【出处】《西方子明堂灸经》。

【正名】二间，见 1 页 0002 号。

1071 **闾上** Lǚshàng（EX-B）

【出处】《针灸大成》："取男左女右手中指为准，于尾闾骨尖头，从中倒此，上至腰脊骨一指尽处，是第一穴也，又以第二指，于中穴取中，一字分开，指头各一穴，……但以中指为准，临时更揣摸之。"《针灸经外奇穴治疗诀》名"闾上。"

【归经】属经外奇穴。

【位置】骶部，尾骨尖端直上 1 中指处第 1 穴，及其左右旁开 1/2 中指长度处各 1 穴。

1072 **养老** Yǎnglǎo（SI6）

【出处】《针灸甲乙经》："肩痛欲折，臑如拔，手不能自上下，养老主之。"

【归经】属手太阳小肠经，手太阳之郄穴。

【位置】在前臂背面尺侧，当尺骨小头近端桡侧凹陷中。

1073 **前关** Qiánguān

【出处】《太平圣惠方》。

【正名】太阳，见54页0247号。

1074 **前关** Qiánguān

【出处】《备急千金要方》。

【正名】瞳子髎，见318页1463号。

1075 **前谷** Qiángǔ（SI2）

【出处】《灵枢·本输》："溜于前谷。"

【归经】属手太阳小肠经，是手太阳小肠经的荥穴。

【位置】在手尺侧，微握拳，当小指本节（第五掌指关节）前的掌指横纹头赤白肉际。

1076 **前间** Qiánjiān

【出处】《西方子明堂灸经》。

【正名】瞳子髎，见318页1463号。

1077 **前顶** Qiándǐng（DU21）

【出处】《针灸甲乙经》："风眩目瞑，恶风寒，面赤肿，前顶主之。”

【归经】属督脉。

【位置】在头部，当前发际正中直上 3.5 寸（百会前 1.5 寸）。

1078 前神聪 Qiánshéncōng

【出处】《类经图翼》。

【正名】四神聪，见 104 页 0475 号。

1079 前章门 Qiánzhāngmén

【出处】《实用针灸学》。

【正名】冲门，见 144 页 0660 号。

1080 首窍阴 Shǒuqiàoyīn

【出处】《圣济总录》。

【正名】头窍阴，见 110 页 0504 号。

1081 逆注 Nìzhù

【出处】《针灸甲乙经》。

【正名】温溜，见 289 页 1337 号。

1082 逆注蛇头 Nìzhùshétóu

【出处】《西方子明堂灸经》。

【正名】温溜，见 289 页 1337 号。

1083 **洪池** Hóngchí

【出处】《疡医大全》。

【正名】曲池，见124页0562号。

1084 **洪音** Hóngyīn

【出处】《青海卫生》："洪音穴，廉泉穴旁开半寸处。"

【别名】旁廉泉（《针灸学》）。

【归经】属经外奇穴。

【位置】颈前，甲状软骨切迹上凹陷（廉泉穴）两侧旁五分处。

1085 **浊浴** Zhuóyù

【出处】《备急千金要方》："穴在夹胆俞旁行相去五寸。"

【归经】属经外奇穴。

【位置】背部，第十胸椎棘突下，左右各旁开2.5寸。

1086 **穿鼻** Chuānbí

【出处】《刺疗捷法》。

【正名】上迎香，见27页0122号。

1087 **客主** Kèzhǔ

【出处】《针灸资生经》。

【正名】上关，见26页0118号。

1088 **客主人** Kèzhǔrén

【出处】《灵枢·经脉》。

【正名】上关，见 26 页 0118 号。

1089 **扁尖** Biǎnjiān

【出处】《经穴汇解》。

【正名】肩髃，见 205 页 0942 号。

1090 **扁骨** Biǎngǔ

【出处】《外台秘要》。

【正名】肩髃，见 205 页 0942 号。

1091 **神门** Shénmén（HT7）

【出处】《针灸甲乙经》："神门者，土也。"《素问·气交变大论》："神门绝者，死不治"，所指当为神门穴。

【别名】兑冲、中都（《针灸甲乙经》、《铜人腧穴针灸图经》）、兑骨（《难经·六十六难》）、锐中（《针灸聚英》）。

【归经】属手少阴心经，是手少阴心经输穴、原穴。

【位置】在腕部，腕掌侧横纹尺侧端，尺侧腕屈肌腱的桡侧缘凹陷处。

1092 **神田** Shéntián

【出处】《圣济总录》。

【正名】会阴，见 136 页 0623 号。

1093 **神光** Shénguāng

【出处】《千金翼方》。

【正名】日月，见 64 页 0295 号。

1094 **神光** Shénguāng

【出处】《针灸聚英》。

【正名】辄筋，见 262 页 1212 号。

1095 **神关** Shénguān

【出处】《针经摘英集》。

【正名】志室，见 158 页 0721 号。

1096 **神府** Shénfǔ

【出处】《备急千金要方》。

【正名】鸠尾，见 172 页 0788 号。

1097 **神宗** Shénzōng

【出处】《太平圣惠方》。

【正名】脊中，见 252 页 1167 号。

1098 **神封** Shénfēng（KI23）

【出处】《针灸甲乙经》："胸胁榰满，不得息，咳逆，乳痈，洒淅振寒，神封主之。”

【归经】属足少阴肾经。

【位置】在胸部，当第四肋间隙，前正中线旁开2寸。

1099 **神庭** Shéntíng（DU24）

【出处】《针灸甲乙经》：“风眩善呕，烦满，神庭主之。”

【别名】发际（《灵枢·热病》）、天庭（《刺疗捷法》）。

【归经】属督脉，交会穴之一，督脉、足太阳、阳明之会。

【位置】在头部，当前发际正中直上0.5寸。

1100 **神通** Shéntōng

【出处】《医学纲目》。

【正名】神道，见239页1103号。

1101 **神堂** Shéntáng（BL44）

【出处】《针灸甲乙经》：“肩痛，胸腹满，凄厥，脊背急强，神堂主之。”

【归经】属足太阳膀胱经。

【位置】在背部，当第五胸椎棘突下，旁开3寸。

1102 **神堂** Shéntáng

【出处】《针灸聚英》。

【正名】上星，见28页0126号。

1103 **神道** Shéndào（DU11）

【出处】《针灸甲乙经》：“身热头痛，进退往来，神道主之。”

【别名】藏输（《备急千金要方》）、冲道（《循经考穴编》）、神通（《医学纲目》）、莊俞（《针灸集成》）、脏俞（《备急千金要方》）。

【归经】属督脉。

【位置】在背部，当后正中线上，第五胸椎棘突下凹陷中。

1104 **神阙** Shéngquè（RN8）

【出处】《针灸甲乙经》：“脐中，神阙穴也。”

【别名】脐中（《针灸甲乙经》、《肘后备急方》）、气舍（《外台秘要》）、气合（《铜人腧穴针灸图经》）、环谷（《太素》杨上善注）、维会（《循经考穴编》）、脐穴（《素问·气穴论》王冰注）、脐孔（《千金翼方》）。

【归经】属任脉。

【位置】在腹中部，脐中央。

1105 **神聪四穴** Shéncōngsìxuè

【出处】《针灸资生经》。

【正名】四神聪，见104页0475号。

1106 神藏 Shéncáng（KI25）

【出处】《针灸甲乙经》："胸满，咳逆，喘不得息，呕吐，烦满，不得饮食，神藏主之。"

【归经】属足少阴肾经。

【位置】在胸部，当第二肋间隙，前正中线旁开2寸。

1107 屋翳 Wūyì（ST15）

【出处】《针灸甲乙经》："身肿，皮肤不可近衣，淫泺苛获，久则不仁，屋翳主之。"

【归经】属足阳明胃经。

【位置】在胸部，当第二肋间隙，距前正中线4寸。

1108 屏翳 Píngyì

【出处】《针灸甲乙经》。

【正名】会阴，见136页0623号。

1109 眉中 Méizhōng

【出处】《针灸学》。

【正名】攒竹，见327页1493号。

1110 眉本 Méiběn

【出处】《素问·气穴论》。

【正名】攒竹，见327页1493号。

1111 **眉头** Méitóu

【出处】《素问·气穴论》王冰注。

【正名】攒竹，见 327 页 1493 号。

1112 **眉曲** Méiqū

【出处】《千金翼方》。

【正名】印堂，见 107 页 0489 号。

1113 **眉冲** Méichōng（BL3）

【出处】《脉经》："寸口脉紧，若头痛骨肉痛，是伤寒……针眉冲、颞颥，摩治伤寒膏。"

【别名】小竹（《太平圣惠方》）。

【归经】属足太阳膀胱经。

【位置】在头部，当攒竹直上入发际 0.5 寸，神庭与曲差连线之间。

1114 **眉柱** Méizhù

【出处】《云岐子论经络迎随补泻法》。

【正名】攒竹，见 327 页 1493 号。

1115 **眉梢** Méishāo

【出处】《循经考穴编》。

【正名】丝竹空，见 112 页 0511 号。

1116 癸亥 Guǐhài

【出处】《中国针灸学》。

【正名】腰眼，见 296 页 1368 号。

1117 结本 Jiéběn

【出处】《针灸全书》。

【正名】廉泉，见 300 页 1384 号。

1118 络却 Luòquè（BL8）

【出处】《针灸甲乙经》："癫疾僵仆，目妄见，恍惚不乐，狂走瘈疭，络却主之。"

【别名】强阳、脑盖（《针灸甲乙经》）、及行（《医心方》）、胳却（《千金翼方》）、络郄（《医学入门》）。

【归经】属足太阳膀胱经。

【位置】在头部，当前发际正中直上 5.5 寸，旁开 1.5 寸。

1119 络郄 Luòxì

【出处】《医学入门》。

【正名】络却，见 242 页 1118 号。

1120 绝孕 Juéyùn

【出处】《腧穴学概论》："在脐下二寸三分处。"

【归经】属经外奇穴。

【位置】腹部，前正中线上，脐下二寸三分处。

1121 **绝孕** Juéyùn

【出处】《实用针灸学》。

【正名】石门，见 97 页 0444 号。

1122 **绝阳** Juéyáng

【出处】《针灸甲乙经》。

【正名】商阳，见 269 页 1244 号。

1123 **绝骨** Juégǔ

【出处】《针灸聚英》。

【正名】阳辅，见 150 页 0685 号。

1124 **绝骨** Juégǔ

【出处】《备急千金要方》。

【正名】悬钟，见 264 页 1222 号。

十　画

1125 素髎 Sùliáo（DU25）

【出处】《针灸甲乙经》："鼻衄涕出，中有悬痈，宿肉，窒洞不通，不知香臭，素髎主之。"

【别名】面王（《针灸甲乙经》）、面正（《铜人腧穴针灸图经》）、面玉（《外台秘要》）、正面（《古今医统大全》）、面土（《针灸全书》）、鼻准（《奇效良方》）、准头（《医宗金鉴》）。

【归经】属督脉。

【位置】在面部，当鼻尖的正中央。

1126 盐哮 Yánxiāo

【出处】《针灸腧穴索引》。

【正名】小指尖，见34页0158号。

1127 真肠 Zhēncháng

【出处】《太平圣惠方》。

【正名】承筋，见209页0959号。

1128 彧中 Yùzhōng（KI26）

【出处】《针灸甲乙经》："咳逆上气，羡出多唾，呼吸顺悸坐卧不安，彧中主之。”

【别名】域中（《针灸学》）、或中（《医心方》）。

【归经】属足少阴肾经。

【位置】在胸部，当第一肋间隙，前正中线旁开2寸。

1129 **唇上端** Chúnshàngduān

【出处】《针灸学》。

【正名】兑端，见177页0808号。

1130 **唇里穴** Chúnlǐxué

【出处】《备急千金要方》：“唇里穴，正当承浆里边，逼齿龈。”

【别名】髓空（《素问·骨空论》）、下颐（《中诰》）。

【归经】属经外奇穴。

【位置】口腔内，下唇粘膜中点，唇外与承浆穴相对处。

1131 **夏纪** Xiàjì

【出处】《素问·气穴论》。

【正名】关元，见142页0649号。

1132 **热府** Rèfǔ

【出处】《中华针灸学》。

【正名】风池，见86页0396号。

1133 **热府** Rèfǔ

【出处】《针灸甲乙经》。

【正名】风门，见 85 页 0393 号。

1134 **圆柱** Yuánzhù

【出处】《东医宝鉴》。

【正名】攒竹，见 327 页 1493 号。

1135 **缺盆** Quēpén（ST12）

【出处】《素问·气府论》："缺盆各一。"

【别名】天盖（《针灸甲乙经》）、尺盖（《针灸学》）。

【归经】属足阳明胃经。

【位置】在锁骨上窝中央，距前正中线 4 寸。

1136 **乘风** Chéngfēng

【出处】《神灸经纶》。

【正名】秉风，见 190 页 0872 号。

1137 **秩边** Zhìbiān（BL54）

【出处】《针灸甲乙经》："腰痛骶寒，俯仰急难，阴痛下重，不得小便，秩边主之。"

【归经】属足太阳膀胱经。

【位置】在臀部，平第四骶后孔，骶正中脊旁开 3 寸。

1138 **笑散** Xiàosǎn

【出处】《腧穴学概论》。

【正名】散笑，见 277 页 1275 号。

1139 **殷门** Yīnmén（BL37）

【出处】《针灸甲乙经》："腰痛得俯不得仰，仰则恐仆，得之举重，恶血归之，殷门主之。"

【归经】属足太阳膀胱经。

【位置】在大腿后面，当承扶与委中的连线上，承扶下 6 寸。

1140 **胰俞** Yíshū

【出处】《针灸学》。

【正名】胃脘下俞，见 218 页 0998 号。

1141 **胸之阴郄** Xiōngzhīyīnxì

【出处】《西方子明堂灸经》。

【正名】长强，见 82 页 0380 号。

1142 **胸乡** Xiōngxiāng（SP19）

【出处】《针灸甲乙经》："胸胁榰满，却引背痛，卧不得转侧，胸乡主之。"

【归经】属足太阴脾经。

【位置】在胸外侧部，当第三肋间隙，距前正中线

6 寸。

1143 **胸堂** Xiōngtáng

【出处】《备急千金要方》。

【正名】膻中，见 320 页 1470 号。

1144 **胸膛** Xiōngtáng

【出处】《备急千金要方》："穴在两乳间。"

【归经】属经外奇穴。

【位置】胸部，胸骨两侧缘，平第四肋间隙处。

1145 **胳却** Géquè

【出处】《千金翼方》。

【正名】络却，见 242 页 1118 号。

1146 **脏俞** Zàngshū

【出处】《备急千金要方》。

【正名】神道，见 239 页 1103 号。

1147 **脐上下** Qíshàngxià

【出处】《针灸学》。

【正名】脐上脐下穴，见 249 页 1149 号。

1148 **脐上下五分** Qíshàngxiàwǔfēn

【出处】《针灸孔穴及其疗法便览》。

【正名】脐上脐下穴，见249页1149号。

1149 脐上脐下穴 Qíshàngqíxiàxué

【出处】《太平圣惠方》："脐上，脐下各五分，两穴。"

【别名】囟门不合（《经穴治疗学》）、脐上下五分（《针灸孔穴及其疗法便览》）、脐上下（《针灸学》）。

【归经】属经外奇穴。

【位置】腹部，前正中线上，脐上五分与脐下五分处，上下计二穴。

1150 脐中 Qízhōng

【出处】《针灸甲乙经》、《肘后备急方》。

【正名】神阙，见239页1104号。

1151 脐中四边 Qízhōngsbiān

【出处】《针灸学》"取脐中及其上下左右各一寸处。"

【别名】脐四边（《腧穴学概论》）、腹四穴（《实用针灸学》）。

【归经】属经外奇穴。

【位置】腹部，位于脐中上、下、左、右各开1寸处（包括脐上水分和脐下阴交两个任脉经穴）

1152 脐孔 Qíkǒng

【出处】《千金翼方》。

【正名】神阙，见239页1104号。

1153 **脐四边** Qísìbiān

【出处】《腧穴学概论》。

【正名】脐中四边，见249页1151号。

1154 **脐穴** Qíxuè

【出处】《素问·气穴论》王冰注。

【正名】神阙，见239页1104号。

1155 **脐旁** Qípáng

【出处】《针灸集成》。

【正名】三角灸，见6页0025号。

1156 **脑户** Nǎohù（DU17）

【出处】《素问·刺禁论》："刺头中脑户，入脑立死。"

【别名】匝风、会额（《针灸甲乙经》）、合颅（《外台秘要》）、仰风（《太平圣惠方》）、会颅（《西方子明堂灸经》）、迎风（《重楼玉钥》）、西风（《针灸学》）、合囟（《针灸全书》）、脑堂（《针方六集》）。

【归经】属督脉。

【位置】在头部，后发际正中直上2.5寸，风府穴上1.5寸，枕外隆凸的上缘凹陷处。

1157 脑空 Nǎokōng（GB19）

【出处】《针灸甲乙经》："脑风目瞑，头痛，风眩目痛，脑空主之。"

【别名】颞颥（《针灸甲乙经》、《备急千金要方》）。

【归经】属足少阳胆经，是足少阳经、阳维脉交会穴。

【位置】在头部，当枕外隆凸的上缘外侧，头正中线旁开 2.25 寸，平脑户。

1158 脑堂 Nǎotáng

【出处】《针方六集》。

【正名】脑户，见 250 页 1156 号。

1159 脑盖 Nǎogài

【出处】《针灸甲乙经》。

【正名】络却，见 242 页 1118 号。

1160 高曲 Gāoqū

【出处】《备急千金要方》。

【正名】商曲，见 269 页 1243 号。

1161 高益 Gāoyì

【出处】《中华针灸学》。

【正名】督俞，见 293 页 1352 号。

1162 高盖 Gāogài

【出处】《太平圣惠方》。

【正名】督俞，见 293 页 1352 号。

1163 高盖 Gāogài

【出处】《针灸指南》。

【正名】肾俞，见 186 页 0851 号。

1164 旁廉泉 Pángliánquán

【出处】《针灸学》。

【正名】洪音，见 235 页 1084 号。

1165 拳尖 Quánjiān

【出处】《太平圣惠方》："手中指本节头。"

【归经】属经外奇穴。

【位置】手背，第三掌骨小头高点处。

1166 准头 Zhǔntóu

【出处】《医宗金鉴》。

【正名】素髎，见 244 页 1125 号。

1167 脊中 Jǐzhōng（DU6）

【出处】《针灸甲乙经》："腹满不能食，刺脊中。"

【别名】神宗、脊俞（《太平圣惠方》）、脊腧（《西方子明堂灸经》)、脊柱(《中国针灸学》)。

【归经】属督脉。

【位置】在背部，当后正中线上，第十一胸椎棘突下凹陷中。

1168 **脊内俞** Jǐnèishū

【出处】《太平圣惠方》。

【正名】中膂俞，见71页0325号。

1169 **脊阳关** Jǐyángguān

【出处】《循经考穴编》。

【正名】腰阳关，见295页1363号。

1170 **脊柱** Jǐzhù

【出处】《中国针灸学》。

【正名】脊中，见252页1167号。

1171 **脊俞** Jǐshū

【出处】《太平圣惠方》。

【正名】脊中，见252页1167号。

1172 **脊旁** Jǐpáng

【出处】《针灸学简编》。

【正名】夹脊，见120页0545号。

1173 **脊腧** Jǐshū

【出处】《西方子明堂灸经》。

【正名】脊中，见252页1167号。

1174 **脊骶端** Jǐdǐduān

【出处】《针灸甲乙经》。

【正名】长强，见82页0380号。

1175 **资生** Zīshēng

【出处】《神灸经纶》。

【正名】瘈脉，见308页1420号。

1176 **资脉** Zīmài

【出处】《针灸甲乙经》。

【正名】瘈脉，见308页1420号。

1177 **消沥** Xiāolì

【出处】《针灸大全》。

【正名】消泺，见254页1178号。

1178 **消泺** Xiāoluò（SJ12）

【出处】《针灸甲乙经》："头痛，项背急，消泺主之。"

【别名】消铄（《黄帝内经灵枢注证发微》）、消烁

(《医学纲目》)、消沥(《针灸大全》)。

【归经】属手少阳三焦经。

【位置】在臂外侧，当清冷渊与臑会连线的中点处。

1179 **消烁** Xiāoshuò

【出处】《医学纲目》。

【正名】消泺，见254页1178号。

1180 **消铄** Xiāoshuò

【出处】《黄帝内经灵枢注证发微》。

【正名】消泺，见254页1178号。

1181 **涅丸宫** Nièwángōng

【出处】《中华针灸学》。

【正名】百会，见118页0535号。

1182 **海底** Hǎidǐ

【出处】《针方六集》。

【正名】会阴，见136页0623号。

1183 **海泉** Hǎiquán（EX-HN11）

【出处】《针灸大全》："海泉一穴，在舌理中。"

【归经】属经外奇穴。

【位置】在口腔内，当舌下系带中点处。

1184 浮白 Fúbái（GB10）

【出处】《素问·气穴论》："目瞳子浮白二穴。"

【归经】属足少阳胆经，足太阳、少阳二脉之会。

【位置】在头部，当耳后乳突的后上方，天冲与完骨的弧形连线的中 1/3 与上 1/3 交点处。

1185 浮郄 Fúxì（BL38）

【出处】《针灸甲乙经》："不得卧，浮郄主之。"

【归经】属足太阳膀胱经。

【位置】在腘横纹外侧端，委阳上 1 寸，股二头肌腱的内侧。

1186 涧液 Jiànyè

【出处】《医学入门》。

【正名】渊液，见 272 页 1257 号。

1187 涌泉 Yǒngquán（KI1）

【出处】《灵枢·本输》："肾出于涌泉。"

【别名】地冲（《针灸甲乙经》)、地衢（《会元针灸学》)、蹶心（《肘后备急方》)、足心（《史记·扁鹊仓公列传》)。

【归经】属足少阴肾经，是足少阴肾经井穴。

【位置】在足底部，卷足时足前部底凹陷处，约当足底二、三趾趾缝纹头端与足跟连线的前 1/3 与后 1/3 二交点上。

1188 **窍阴** Qiàoyīn

【出处】《针灸资生经》。

【正名】头窍阴，见110页0504号。

1189 **容主** Róngzhǔ

【出处】《针灸大全》。

【正名】上关，见26页0118号。

1190 **陵后** Línghòu

【出处】《针灸孔穴及其疗法便览》："阳陵泉后。"

【归经】属经外奇穴。

【位置】小腿外侧，当腓骨小头后缘下方凹陷处。

1191 **陶道** Táodào（DU13）

【出处】《针灸甲乙经》："头重目瞑，凄厥，寒热，汗不出，陶道主之。"

【归经】属督脉，督脉、足太阳膀胱经之会穴。

【位置】在背部，当后正中线上，第一胸椎棘突下凹陷中。

1192 **陷谷** Xiàngǔ（ST43）

【出处】《灵枢·本输》："注于陷谷。"

【别名】陷骨（《普济方》）。

【归经】属足阳明胃经，是足阳明胃经输穴。

【位置】在足背部，当第二、三跖骨结合部前方凹陷处。

1193 **陷骨** Xiàngǔ

【出处】《普济方》。

【正名】陷谷，见257页1192号。

1194 **通门** Tōngmén

【出处】《针灸聚英》。

【正名】三阳络，见5页0021号。

1195 **通天** Tōngtiān（BL7）

【出处】《针灸甲乙经》："头项痛重，暂起僵仆，鼻窒鼻衄，喘息不得通，通天主之。"

【别名】天臼（《针灸甲乙经》）、天伯（《铜人腧穴针灸图经》）、天目（《普济方》）、天白（《外台秘要》、《循经考穴编》）、天归（《重楼玉钥》）。

【归经】属足太阳膀胱经。

【位置】在头部，当前发际正中直上4寸，旁开1.5寸。

1196 **通关** Tōngguān

【出处】《针经摘英集》。

【正名】阴都，见155页0712号。

1197 **通里** Tōnglǐ（HT5）

【出处】《灵枢·经脉》："手少阴之别，名曰通里。"

【别名】通理（《备急千金要方》）。

【归经】属手少阴心经，是手少阴心经络穴。

【位置】在前臂掌侧，当尺侧腕屈肌腱的桡侧缘，腕横纹上1寸。

1198 **通间** Tōngjiān

【出处】《素问·骨空论》王冰注。

【正名】三阳络，见5页0021号。

1199 **通理** Tōnglǐ

【出处】《备急千金要方》。

【正名】通里，见259页1197号。

十一画

1200 球后 Qiúhòu（EX-HN7）

【出处】《浙江中医杂志》。

【归经】属经外奇穴。

【位置】在面部，当眶下缘外 1/4 与内 3/4 交界处。

1201 域中 Yùzhōng

【出处】《针灸学》。

【正名】彧中，见 244 页 1128 号。

1202 营冲 Yíngchōng

【出处】《针灸经外奇穴图谱》。

【正名】营池，见 260 页 1203 号。

1203 营池 Yíngchí（EX-LE）

【出处】《备急千金要方》："穴在内踝前后两边池中脉上。"

【别名】阴阳（《备急千金要方》）、营冲（《针灸经外奇穴图谱》）。

【归经】属经外奇穴。

【位置】足部，内踝下缘前、后之凹陷处，每足两穴，左右共四穴。

1204 **营房** Yíngfáng

【出处】《东医宝鉴》。

【正名】劳宫，见 158 页 0723 号。

1205 **曹溪** Cáoxī

【出处】《普济本事方》。

【正名】风府，见 86 页 0397 号。

1206 **曹溪路** Cáoxīlù

【出处】《东医宝鉴》。

【正名】长强，见 82 页 0380 号。

1207 **排行三针** Páihángsānzhēn

【出处】《针灸经外奇穴图谱》。

【正名】大指甲根，见 19 页 0088 号。

1208 **掖门** Yèmén

【出处】《外台秘要》。

【正名】大巨，见 15 页 0069 号。

1209 **掖门** Yèmén

【出处】《备急千金要方》。

【正名】液门，见 272 页 1258 号。

1210 **接骨** Jiēgǔ

【出处】《中国针灸学》。

【正名】接脊，见 262 页 1211 号。

1211 **接脊** Jiējǐ

【出处】《太平圣惠方》："第十二椎下节间，名接脊穴。"

【别名】接骨（《中国针灸学》）。

【归经】属经外奇穴。

【位置】背部，第十二胸椎棘突下陷中。

1212 **辄筋** Zhéjīn（GB23）

【出处】《针灸甲乙经》："胸中暴满，不得眠，辄筋主之。"

【别名】神光、胆募（《针灸聚英》）。

【归经】属足少阳胆经，交会穴之一，足太阳、少阳之会穴。

【位置】在侧胸部，渊液前 1 寸，平乳头，第四肋间隙中。

1213 **辅阳** Fǔyáng

【出处】《厘正按摩要术》。

【正名】跗阳，见 282 页 1297 号。

1214 **颅囟** Lúxìn

【出处】《普济方》。

【正名】颅息，见 263 页 1215 号。

1215 **颅息** Lúxī（SJ19）

【出处】《针灸甲乙经》："身热痛，胸胁痛不可反侧，颅息主之"

【别名】颅囟（《普济方》）。

【归经】属手少阳三焦经。

【位置】在头部，当角孙至翳风之间，沿耳轮连线的上、中 1/3 的交点处。

1216 **悬极俞** Xuánjíshū

【出处】《医心方》。

【正名】悬枢，见 263 页 1218 号。

1217 **悬极输** Xuánjíshū

【出处】《医心方》。

【正名】三焦俞，见 8 页 0033 号。

1218 **悬枢** Xuánshū（DU5）

【出处】《针灸甲乙经》："腹中积上下行，悬枢主之。"

【别名】悬极俞（《医心方》）、悬柱（《医学入门》）。

【归经】属督脉。

【位置】在腰部，当后正中线上，第一腰椎棘突下凹陷中。

1219 **悬命** Xuánmìng（EX-HN）

【出处】《备急千金要方》："穴在口唇里中央弦弦者是也。"

【别名】鬼禄（《备急千金要方》）、鬼录（《腧穴学概论》）。

【归经】属经外奇穴。

【位置】口腔内上唇系带中央。

1220 **悬柱** Xuánzhù

【出处】《医学入门》。

【正名】悬枢，见263页1218号。

1221 **悬厘** Xuánlí（GB6）

【出处】《针灸甲乙经》："热病偏头痛，引目外眦，悬厘主之。"

【归经】悬厘属足少阳胆经，是手足少阳、足阳明经交会穴。

【位置】在头部鬓发上，当头维穴曲鬓弧形连线的上3/4与下1/4的交点处。

1222 **悬钟** Xuánzhōng（GB39）

【出处】《针灸甲乙经》："小儿腹满不能食饮，悬钟主之。”

【别名】绝骨（《备急千金要方》）、髓孔（《灸法图残卷》）、阳维（《脉经》）、髓会（《难经·四十五难》）。

【归经】属足少阳胆经，是八会穴之一，髓会绝骨。

【位置】在小腿外侧，当外踝尖上 3 寸，腓骨前缘。

1223 悬泉 Xuánquán

【出处】《备急千金要方》、《千金翼方》。

【正名】中封，见 66 页 0307 号。

1224 悬浆 Xuánjiāng

【出处】《铜人腧穴针灸图经》。

【正名】承浆，见 209 页 0958 号。

1225 悬颅 Xuánlú（GB5）

【出处】《灵枢·寒热病》：“足阳明有挟鼻入于面者，名曰悬颅。”

【别名】髓空（《经穴汇解》）、髓孔（《中华针灸学》）、髓中、米啮（《针灸学》）。

【归经】属足少阳胆经，是手足少阳、足阳明经交会穴。

【位置】在头部鬓发上，当头维穴与曲鬓弧形连线的中点处。

1226 **趺阳** Fūyáng

【出处】《类经图翼》。

【正名】冲阳，见 144 页 0661 号。

1227 **蛇头** Shétóu

【出处】《针灸甲乙经》。

【正名】温溜，见 289 页 1337 号。

1228 **崇骨** Chónggǔ

【出处】《针灸集成》："在大椎上第一小椎是。"

【别名】椎顶、太祖（《中国针灸学》）。

【归经】属经外奇穴。

【位置】项部，第六颈椎棘突下。

1229 **傗山** Fùshān

【出处】《删繁刺灸新穴集要》。

【正名】承山，见 207 页 0951 号。

1230 **偏历** Piānlì（LI6）

【出处】《灵枢·经脉》："手阳明之别，名曰偏历。"

【归经】属手阳明大肠经，本经络穴。

【位置】屈肘，在前臂背面桡侧，当阳溪与曲池连线上，腕横纹上 5 寸。

1231 **偏肩** Piānjiān

【出处】《外科大成》。

【正名】肩髃，见 205 页 0942 号。

1232 **偏骨** Piāngǔ

【出处】《循经考穴编》。

【正名】肩髃，见 205 页 0942 号。

1233 **脚后根穴** Jiǎohòugēnxuè

【出处】《备急千金要方》。

【正名】女膝，见 31 页 0144 号。

1234 **脖胦** Bóyāng

【出处】《灵枢·九针十二原》、《针灸甲乙经》。

【正名】气海，见 76 页 0351 号。

1235 **脖胦** Bóyāng

【出处】《经脉发挥》。

【正名】关元，见 142 页 0649 号。

1236 **痔俞** Zhìshū

【出处】《江西医药》。

【正名】阳刚，见 147 页 0675 号。

1237 痖门 Yǎmén

【出处】《千金翼方》。

【正名】哑门，见 216 页 0989 号。

1238 旋玑 Xuánjī

【出处】《太平圣惠方》。

【正名】璇玑，见 311 页 1431 号。

1239 旋机 Xuánjī

【出处】《备急千金要方》。

【正名】璇玑，见 311 页 1431 号。

1240 旋俞 Xuánshū

【出处】《经穴汇解》。

【正名】中膂俞，见 71 页 0325 号。

1241 章门 Zhāngmén（LR13）

【出处】《脉经》："脾部……合于中焦脾胃之间，名曰章门。"

【别名】肋髎（《中华针灸学》）、季胁（《难经》）、脾募（《备急千金要方》）、长平、胁窌、胁髎（《针灸甲乙经》、《外台秘要》）、胁廓（《太平圣惠方》）、后章门、肘尖、季肋（《针灸学》）。

【归经】属足厥阴肝经，是足太阴脾经募穴；八会穴之一，脏会章门；足厥阴、足少阳经交会穴。

【位置】在侧腹部，当第十一肋游离端的下方。

1242 **商丘** Shāngqiū（SP5）

【出处】《灵枢·本输》："行于商丘。"

【别名】商坵（《医学入门》）。

【归经】属足太阴脾经。

【位置】在足内踝前下方凹陷中，当舟骨结节与内踝尖连线的中点处。

1243 **商曲** Shāngqū（KI17）

【出处】《针灸甲乙经》："腹中积聚，时切痛，商曲主之。"

【别名】高曲（《备急千金要方》）、商谷（《针灸集成》）、商舍（《针灸学》）。

【归经】属足少阴肾经。

【位置】在上腹部，当脐中上2寸，前正中线旁开0.5寸。

1244 **商阳** Shāngyáng（LI1）

【出处】《灵枢·本输》："出于商阳。"

【别名】绝阳（《针灸甲乙经》）、而明（《医心方》）。

【归经】属手阳明大肠经，是手阳明大肠经井穴。

【位置】在食指末节桡侧，距指甲角0.1寸（指寸）。

1245 **商谷** Shānggǔ

【出处】《针灸集成》。

【正名】商曲，见269页1243号。

1246 **商坵** Shāngqiū

【出处】《医学入门》。

【正名】商丘，见269页1242号。

1247 **商舍** Shāngshè

【出处】《针灸学》。

【正名】商曲，见269页1243号。

1248 **商盖** Shānggài

【出处】《循经考穴编》。

【正名】督俞，见293页1352号。

1249 **率谷** Shuàigǔ（GB8）

【出处】《针灸甲乙经》："醉酒风热，发两角（一作两目）眩痛，不能饮食，烦满呕吐，率谷主之。"

【别名】蟀谷（《外台秘要》）、率骨、蟀骨（《银海精微》）、率角（《针灸学》）。

【归经】属足少阳胆经，是足少阳、太阳经交会穴。

【位置】在头部，当耳尖直上入发际1.5寸，角孙直上方。

1250 **率角** Shuàijiǎo

【出处】《针灸学》。

【正名】率谷，见 270 页 1249 号。

1251 **率骨** Shuàigǔ

【出处】《银海精微》。

【正名】率谷，见 270 页 1249 号。

1252 **清冷泉** Qīnglěngquán

【出处】《千金翼方》。

【正名】清冷渊，见 271 页 1253 号。

1253 **清冷渊** Qīnglěngyuān（SJ11）

【出处】《针灸甲乙经》："头痛振寒，清冷渊主之。"

【别名】清冷泉（《千金翼方》）、清昊（《西方子明堂灸经》）、清灵（《普济方》）、冷渊（《天元太乙歌》）。

【归经】属手少阳三焦经。

【位置】在臂外侧，屈肘，当肘尖直上 2 寸，即天井上 1 寸。

1254 **清灵** Qīnglíng

【出处】《普济方》。

【正名】清冷渊，见 271 页 1253 号。

1255 **清昊** Qīnghào

【出处】《西方子明堂灸经》。

【正名】清冷渊，见271页1253号。

1256 **淋泉** Línquán（EX-B）

【出处】《针灸集成》："以禾杆量患人口吻如一字样，一端按尾旁骨端，向上杆尽脊上点记，将其杆中折，墨记，横著于脊点，左右杆两端尽处。"《针灸经外奇穴治疗诀》名"淋泉。"

【归经】属经外奇穴。

【位置】骶部，于尾骨尖端上1口寸（患者两口角间距离），再旁开0.5寸处，左右两穴。

1257 **渊液** Yuānyè（GB22）

【出处】《灵枢·经脉》："脾之大络，名曰大包，出渊液下三寸，布胸胁。"

【别名】腋门（《千金翼方》）、泉液（《太素》杨上善注）、泉掖（《医心方》）、涧液（《医学入门》）。

【归经】属足少阳胆经。

【位置】在侧胸部，举臂，当腋中线上，腋下3寸，第四肋间隙中。

1258 **液门** Yèmén（SJ2）

【出处】《灵枢·本输》："溜于液门。"

【别名】掖门（《备急千金要方》）、腋门（《针灸甲乙经》)。

【归经】属手少阳三焦经，是手少阳三焦经荥穴。

【位置】在手背部，当第四、五指间，指蹼缘后方赤白肉际处。

1259 **液门** Yèmén

【出处】《太平圣惠方》。

【正名】关元，见 142 页 0649 号。

1260 **液门** Yèmén

【出处】《医心方》。

【正名】大巨，见 15 页 0069 号。

1261 **梁门** Liángmén（ST21）

【出处】《针灸甲乙经》:“腹中积气结痛，梁门主之。”

【归经】属足阳明胃经。

【位置】在上腹部，当脐中上 4 寸，距前正中线 2 寸。

1262 **梁门** Liángmén

【出处】《会元针灸学》。

【正名】金门，见 191 页 0876 号。

1263 **梁丘** Liángqiū（ST34）

【出处】《针灸甲乙经》:“大惊乳痛，梁丘主之。”

【别名】跨骨（《中华针灸学》）、鹤顶（《针方六集》）。

【归经】属足阳明胃经，是足阳明胃经郄穴。

【位置】屈膝，在大腿前面，当髂前上棘与髌底外侧端的连线上，膑底上 2 寸。

1264 梁关 Liángguān

【出处】《针灸聚英》。

【正名】金门，见 191 页 0876 号。

1265 颛 Zhuō

【出处】《外台秘要》。

【正名】口禾髎，见 30 页 0138 号。

1266 隐白 Yǐnbái（SP1）

【出处】《灵枢·本输》："脾出于隐白。"

【别名】鬼垒（《备急千金要方》）、鬼眼（《医灯续焰》）、阴白（《实用针灸学》）。

【归经】属足太阴脾经，是足太阴脾经井穴。

【位置】在足大趾末节内侧，距趾甲角 0.1 寸（指寸）。

1267 颈百劳 Jǐngbǎiláo（EX-HN15）

【出处】《针灸集成》。

【归经】属经外奇穴。

【位置】在颈部，当大椎直上 2 寸，后正中线旁开

1寸。

1268 颈冲 Jǐngchōng

【出处】《千金翼方》。

【正名】臂臑，见322页1482号。

1269 颈窗 Jǐngchuāng

【出处】《针灸穴名释义》。

【正名】天窗，见46页0210号。

1270 颈臂 Jīngbì

【出处】《芒针疗法》："在锁骨上窝至锁骨内侧端之中点。"

【归经】属经外奇穴。

【位置】颈部，位于锁骨内1/3与外2/3交点处向上1寸，胸锁乳突肌锁骨头后缘处。

1271 维会 Wéihuì

【出处】《针灸指南》。

【正名】百会，见118页0535号。

1272 维会 Wéihuì

【出处】《循经考穴编》。

【正名】神阙，见239页1104号。

1273 **维道** Wéidào（GB28）

【出处】《针灸甲乙经》："咳逆不止，三焦有水气，不能食，维道主之。"

【别名】外枢（《针灸甲乙经》）。

【归经】属足少阳胆经，足少阳胆经、带脉之会穴。

【位置】在侧腹部，当髂前上棘的前下方，五枢前下 0.5 寸。

十二画

1274 期门 Qīmén（LR14）

【出处】《伤寒论》："阳明病，下血谵语者，此为热入血室，但头汗出者，刺期门。"

【别名】肝募（《针灸大成》）。

【归经】属足厥阴肝经。

【位置】在胸部，当乳头直下，第六肋间隙，前正中线旁开 4 寸。

1275 散笑 Sànxiào

【出处】《刺疗捷法》："散笑，离迎香穴开三分。"

【别名】笑散（《腧穴学概论》）。

【归经】属经外奇穴。

【位置】面部，鼻唇沟之中点处。

1276 落枕 Làozhěn

【出处】《新医疗法手册》。

【正名】外劳宫，见 108 页 0496 号。

1277 落零五 Làolíngwǔ

【出处】《常用新医疗法手册》。

【正名】外劳宫，见 108 页 0496 号。

1278 **朝天岭** Cháotiānlǐng

【出处】《素问》。

【正名】长强，见 82 页 0380 号。

1279 **朝天巅** Cháotiāndiān

【出处】《东医宝鉴》。

【正名】长强，见 82 页 0380 号。

1280 **椎顶** Zhuīdǐng

【出处】《中国针灸学》。

【正名】崇骨，见 266 页 1228 号。

1281 **椀骨** Wàngǔ

【出处】《实用针灸学》。

【正名】腕骨，见 287 页 1323 号。

1282 **厥扬** Juéyáng

【出处】《古今医统大全》。

【正名】飞扬，见 32 页 0146 号。

1283 **厥阳** Juéyáng

【出处】《针灸甲乙经》。

【正名】飞扬，见 32 页 0146 号。

1284 **厥阴** Juéyīn

【出处】《铜人腧穴针灸图经》。

【正名】飞扬，见 32 页 0146 号。

1285 **厥阴俞** Juéyīnshū（BL14）

【出处】《千金翼方》："胸中膈气聚痛，好吐，灸厥阴俞随年壮。"

【别名】阙俞（《千金翼方》）、阴俞（《神灸经纶》）、心包腧（《针方六集》）、厥腧（《针灸大成》）。

【归经】属足太阳膀胱经，背俞之一，心包之背俞穴。

【位置】在背部，当第四胸椎棘突下，旁开 1.5 寸。

1286 **厥骨** Juégǔ

【出处】《太素・灸寒热法》。

【正名】长强，见 82 页 0380 号。

1287 **厥腧** Juéshū

【出处】《针灸大成》。

【正名】厥阴俞，见 279 页 1285 号。

1288 **裂结窬** Lièjiéyú

【出处】《医心方》。

【正名】大肠俞，见 18 页 0083 号。

1289 **裂缺** Lièquē

【出处】《备急千金要方》。

【正名】列缺，见 119 页 0541 号。

1290 **颊车** Jiáchē（ST6）

【出处】《灵枢·经脉》："胃足阳明之脉，……出大迎，循颊车，上耳前。"

【别名】鬼床（《千金翼方》）、鬼林（《针灸学》）、曲牙（《素问·气穴论》王冰注）、机关（《千金翼方》、《备急千金要方》）、齿牙（《神灸经纶》）、牙车（《灵枢·本藏篇》）。

【归经】属足阳明胃经。

【位置】在面颊部，下颌角前上方约一横指（中指），当咀嚼时咬肌隆起，按之凹陷处。

1291 **颊里** Jiálǐ

【出处】《备急千金要方》："颊里穴，从口吻边入，往对颊里去口一寸。"

【归经】属经外奇穴。

【位置】口腔内，于口角向后 1 寸的颊粘膜上，与口角平。

1292 **提托** Tí“tuō”

【出处】《常用新医疗法手册》：“在关元穴旁开4寸。”

【别名】归髎（《红医针疗法》）。

【归经】属经外奇穴。

【位置】腹部，在关元穴左右旁开4寸处。

1293 **提垂** Tíchuí

【出处】《农村常见病防治手册》。

【正名】胃上，见217页0992号。

1294 **紫宫** Zǐgōng（RN19）

【出处】《针灸甲乙经》：“胸胁榰满，痹痛骨痛，饮食不下，呕逆气上，烦心，紫宫主之。”

【归经】属任脉。

【位置】在胸部，当前正中线上，平第二肋间。

1295 **掌中** Zhǎngzhōng

【出处】《针灸资生经》、《针灸大全》、《针灸聚英》。

【正名】劳宫，见158页0723号。

1296 **遇仙** Yùxiān

【出处】《针灸学》。

【正名】腰眼，见 296 页 1368 号。

1297 **跗阳** Fūyáng（BL59）

【出处】《针灸甲乙经》：“痿厥头重……四肢不举，跗阳主之。”

【别名】附阳（《素问·气穴论》王冰注）、付阳（《备急千金要方》）、外阳（《扁鹊神应针灸玉龙经》）、辅阳（《厘正按摩要术》）。

【归经】属足太阳膀胱经。

【位置】在小腿后面，外踝后，昆仑穴直上 7 寸。

1298 **喘息** Chuǎnxī

【出处】《针灸学》。

【正名】定喘，见 202 页 0927 号。

1299 **喑门** Yīnmén

【出处】《素问·气穴论》。

【正名】哑门，见 216 页 0989 号。

1300 **骭鹘** Gàngǔ

【出处】《针灸全书》。

【正名】鸠尾，见 172 页 0788 号。

1301 **锐中** Ruìzhōng

【出处】《针灸聚英》。

【正名】神门，见 236 页 1091 号。

1302 **智利毛** Zhìlìmáo

【出处】《针灸学》。

【正名】身柱，见 168 页 0764 号。

1303 **犊鼻** Dúbí（ST35）

【出处】《灵枢·本输》："刺犊鼻者，屈不能伸。"

【别名】外膝眼（《备急千金要方》）、膝目（《外台秘要》）。

【归经】属足阳明胃经。

【位置】屈膝，在膝部，髌骨与髌韧带外侧凹陷中。

1304 **筑宾** Zhùbīn（KI9）

【出处】《针灸甲乙经》："大疝，绝子，筑宾主之。"

【别名】筑滨（《医学入门》）、腿肚、腨肠（《中国针灸学》）。

【归经】属足少阴肾经，是阴维脉郄穴。

【位置】在小腿内侧，当太溪与阴谷的连线上，太溪穴上 5 寸，腓肠肌肌腹的内下方。

1305 **筑滨** Zhùbīn

【出处】《医学入门》。

【正名】筑宾，见 283 页 1304 号。

1306 **筋会** Jīnhuì

【出处】《灵枢·本输》。

【正名】阳陵泉，见 149 页 0684 号。

1307 **筋束** Jīnshù

【出处】《医学入门》。

【正名】筋缩，见 284 页 1308 号。

1308 **筋缩** Jīnsuō（DU8）

【出处】《针灸甲乙经》："狂走瘨疾，脊急强，目转上插，筋缩主之。"

【别名】筋束（《医学入门》）。

【归经】属督脉。

【位置】在背部，当后正中线上，第九胸椎棘突下凹陷中。

1309 **傍光俞** Pángguāngshū

【出处】《灸法残卷图》。

【正名】膀胱俞，见 307 页 1414 号。

1310 **循元** Xúnyuán

【出处】《医学纲目》。

【正名】天枢，见 41 页 0190 号。

1311 **循元** Xúnyuán

【出处】《针灸集成》。

【正名】长谷，见 82 页 0376 号。

1312 **循际** Xúnjì

【出处】《备急千金要方》。

【正名】天枢，见 41 页 0190 号。

1313 **循际** Xúnjì

【出处】《备急千金要方》。

【正名】长谷，见 82 页 0376 号。

1314 **循脊** Xúnjǐ

【出处】《针灸集成》。

【正名】长谷，见 82 页 0376 号。

1315 **腘中** Guózhōng

【出处】《灵枢·杂病》。

【正名】委中，见 189 页 0866 号。

1316 **脾舍** Pǐshě

【出处】《针灸甲乙经》。

【正名】地机，见 114 页 0515 号。

1317 **脾俞** Pǐshū（BL20）

【出处】《灵枢·背腧》："脾俞在十一焦（椎）之间。"

【归经】属足太阳膀胱经，背俞之一，脾之背俞穴。

【位置】在背部，当第十一胸椎棘突下，旁开1.5寸。

1318 **脾募** Pǐmù

【出处】《备急千金要方》。

【正名】章门，见268页1241号。

1319 **腋门** Yèmén

【出处】《千金翼方》。

【正名】渊液，见272页1257号。

1320 **腋门** Yèmén

【出处】《针灸甲乙经》。

【正名】大巨，见15页0069号。

1321 **腋门** Yèmén

【出处】《针灸甲乙经》。

【正名】液门，见272页1258号。

1322 **腕劳** Wànláo

【出处】《中国针灸学》。

【正名】列缺，见119页0541号。

1323 **腕骨** Wàngǔ（SI4）

【出处】《灵枢·本输》："过于腕骨。"

【别名】椀骨（《实用针灸学》）。

【归经】属手太阳小肠经，是手太阳小肠经原穴。

【位置】在手掌尺侧，当第五掌骨基底与钩骨之间凹陷处，赤白肉际处。

1324 **然谷** Rángǔ（KI2）

【出处】《灵枢·本输》："溜于然谷。"

【别名】龙渊（《针灸甲乙经》）、龙泉（《备急千金要方》）、然骨（《针灸大全》）、燃谷（《经穴释义汇解》）。

【归经】属足少阴肾经，是足少阴肾经荥穴。

【位置】在足内侧缘，足舟骨粗隆下方，赤白肉际。

1325 **然骨** Rángǔ

【出处】《针灸大全》。

【正名】然谷，见287页1324号。

1326 **馈户** Kuìhù

【出处】《医学入门》。

【正名】魄户，见305页1409号。

1327 **痞根** Pǐgēn（EX-B4）

【出处】《医经小学》："漏经穴法……痞根。"

【归经】属经外奇穴。
【位置】在腰部，当第一腰椎棘突下，旁开3.5寸。

1328 **痛关** Tòngguān
【出处】《哈尔滨中医》。
【正名】夹承浆，见120页0544号。

1329 **童子髎** Tóngzǐliáo
【出处】《神灸经纶》。
【正名】瞳子髎，见318页1463号。

1330 **童玄** Tóngxuán
【出处】《古今医统大全》。
【正名】列缺，见119页0541号。

1331 **颏髎** Kèliáo
【出处】《针灸学》。
【正名】夹承浆，见120页0544号。

1332 **惺惺** Xīngxīng
【出处】《医学入门》。
【正名】夺命，见119页0540号。

1333 **惺惺** Xīngxīng
【出处】《画墁录》。

【正名】风府，见 86 页 0397 号。

1334 **阑尾** Lánwěi（EX-LE7）

【出处】《新中医药》（1957 年）：“在足三里下二寸稍前之处。”

【归经】属经外奇穴。

【位置】在上腿前侧上部，当犊鼻下 5 寸，胫骨前缘旁开一横指。

1335 **温留** Wēnliú

【出处】《千金翼方》

【正名】温溜，见 289 页 1337 号。

1336 **温流** Wēnliú

【出处】《医学入门》。

【正名】温溜，见 289 页 1337 号。

1337 **温溜** Wēnliū（LI7）

【出处】《针灸甲乙经》：“狂仆，温溜主之。”

【别名】逆注、蛇头（《针灸甲乙经》）、池头（《针灸资生经》）、温留（《千金翼方》）、地头（《针灸全书》）、温流（《医学入门》）、逆注蛇头（《西方子明堂灸经》）。

【归经】属手阳明大肠经，是手阳明大肠经郄穴。

【位置】屈肘，在前臂背面桡侧，当阳溪与曲池连线上，腕横纹上 5 寸。

1338 **滑肉** Huáròu

【出处】《西方子明堂灸经》、《针灸大全》。

【正名】滑肉门，见290页1339号。

1339 **滑肉门** Huáròumén（ST24）

【出处】《针灸甲乙经》："狂癫疾，吐舌，太乙及滑肉门主之。"

【别名】滑幽门、滑肉（《西方子明堂灸经》、《针灸大全》）。

【归经】属足阳明胃经。

【位置】在上腹部，当脐中上1寸，距前正中线2寸。

1340 **滑幽门** Huáyōumén

【出处】《西方子明堂灸经》、《针灸大全》。

【正名】滑肉门，见290页1339号。

1341 **寒府** Hánfǔ

【出处】《素问·骨空论》马莳注。

【正名】膝阳关，见313页1443号。

1342 **窗聋** Chuānglóng

【出处】《外台秘要》。

【正名】天窗，见46页0210号。

1343 **窗笼** Chuānglóng

【出处】《针灸甲乙经》、《铜人腧穴针灸图经》。

【正名】天窗，见 46 页 0210 号。

1344 **窗簧** Chuānghuáng

【出处】《西方子明堂灸经》。

【正名】天窗，见 46 页 0210 号。

1345 **属累** Shǔlèi

【出处】《针灸甲乙经》。

【正名】命门，见 192 页 0880 号。

1346 **强阳** Qiángyáng

【出处】《针灸甲乙经》。

【正名】络却，见 242 页 1118 号。

1347 **强间** Qiángjiān（DU18）

【出处】《针灸甲乙经》：“瘨疾狂走，瘈疭摇头，口㖞，戾颈强，强间主之。”

【别名】大羽（《针灸甲乙经》）。

【归经】属督脉。

【位置】在头部，当后发际正中直上 4 寸（脑户上 1.5 寸）。

十三画

1348 魂门 Húnmén（BL47）

【出处】《针灸甲乙经》："胸胁胀满，背痛恶风寒，饮食不下，呕吐不留住，魂门主之。"

【归经】属足太阳膀胱经。

【位置】在背部，当第九胸椎棘突下，旁开 3 寸。

1349 魂户 Húnhù

【出处】《太平圣惠方》、《黄帝明堂灸经》。

【正名】魄户，见 305 页 1409 号。

1350 畺尾 Jiāngwěi

【出处】《西方子明堂灸经》。

【正名】长强，见 82 页 0380 号。

1351 输府 Shūfǔ

【出处】《针灸甲乙经》、《外台秘要》、《黄帝明堂灸经》、《针灸大成》、《东医宝鉴》。

【正名】俞府，见 227 页 1049 号。

1352 督俞 Dūshū（BL16）

【出处】《太平圣惠方》:“督俞二穴。”

【别名】高盖（《太平圣惠方》）、督脉俞（《医心方》）、商盖（《循经考穴编》）、高益（《中华针灸学》）。

【归经】属足太阳膀胱经。

【位置】在背部，当第六胸椎棘突下，旁开 1.5 寸。

1353 督脉俞 Dūmàishū

【出处】《医心方》。

【正名】督俞，见 293 页 1352 号。

1354 睛中 Jīngzhòng

【出处】《针灸大成》:“睛中两穴，在眼黑珠正中。”

【归经】属经外奇穴。

【位置】眼球，睛瞳孔中点。

1355 睛明 Jīngmíng（BL1）

【出处】《针灸甲乙经》:“目不明，恶风，目泪出，憎寒，……眦痒痛，淫肤白翳，睛明主之。”

【别名】泪孔（《针灸甲乙经》、《千金翼方》）、精明（《备急千金要方》）、泪腔（《针灸学》）、目内眦（《素问·气穴论》王冰注）、泪空（《针灸聚英》）、内眦外（《针灸学》）。

【归经】属足太阳膀胱经，是手足太阳、足阳明、阳跻、阴跻五脉交会穴。

【位置】在面部，目内眦角稍上方凹陷处。

1356 **照海** Zhàohái（KI6）

【出处】《针灸甲乙经》："疝，四肢淫泺，心闷，照海主之。"

【别名】阴阳跻四穴（《素问·气穴论》）、漏阴（《千金翼方》）。

【归经】属足少阴肾经，是八脉交会穴之一，通阴跻脉。

【位置】在足内侧，内踝尖下方凹陷处。

1357 **跨骨** Kuàgǔ

【出处】《中华针灸学》。

【正名】梁丘，见 273 页 1263 号。

1358 **鼠穴** Shǔxuè

【出处】《针灸逢源》。

【正名】承泣，见 209 页 0957 号。

1359 **颔厌** Hányān（GB4）

【出处】《针灸甲乙经》："善嚏，颈痛身热，颔厌主之。"

【归经】属足少阳胆经，手少阳、足阳明之会。

【位置】在头部鬓发上，当头维与曲鬓弧形连线的上 1/4 与下 3/4 交点处。

1360 **腰户** Yāohù

【出处】《针灸甲乙经》。

【正名】腰俞，见 296 页 1367 号。

1361 **腰孔** Yāokǒng

【出处】《针灸经外奇穴图谱》。

【正名】十七椎，见 1 页 0003 号。

1362 **腰目窌** Yāomùliáo

【出处】《针灸学》。

【正名】腰眼，见 296 页 1368 号。

1363 **腰阳关** Yāoyángguān（DU3）

【出处】《素问·骨空论》："灸脊中"，王冰注："是曰阳关。"近人称"腰阳关。"

【别名】背阳关（《针灸大全》）、脊阳关（《循经考穴编》）。

【归经】属督脉。

【位置】在腰部，当后正中线上，第四腰椎棘突下凹陷中。

1364 **腰奇** Yāoqí（EX-B9）

【出处】《中医杂志》1955 年第 9 期。

【归经】属经外奇穴。

【位置】在骶部，当尾骨端下上 2 寸，骶角之间凹陷中。

1365 腰注 Yāozhù

【出处】《太平圣惠方》。

【正名】腰俞，见 296 页 1367 号。

1366 腰柱 Yāozhù

【出处】《外台秘要》。

【正名】腰俞，见 296 页 1367 号。

1367 腰俞 Yāoshū（DU2）

【出处】《素问·缪刺论》："腰尻之解，两胂之上，是腰俞。"

【别名】背解、腰户（《针灸甲乙经》）、髓空（《素问·水热穴论》）、腰柱（《外台秘要》）、髓俞（《针灸大全》）、髓孔（《针灸资生经》）、腰注（《太平圣惠方》）、髓府（《针灸大成》）、背鲜（《针灸学》）。

【归经】属督脉。

【位置】在骶部，当后正中线上，适对骶管裂孔。

1368 腰眼 Yāoyǎn（EX-B7）

【出处】《肘后备急方》："治肾腰痛……灸腰眼中。"

【别名】鬼眼（《医学入门》）、癸亥（《中国针灸学》）、腰目窌、遇仙（《针灸学》）。

【归经】属经外奇穴。

【位置】在腰部，当第四腰椎棘突下，旁开约 3.5 寸凹陷中。

1369 腰痛点 Yāotòngdiǎn

【出处】《针灸学简编》。

【正名】威灵，见 213 页 0970 号。
精灵，见 308 页 1422 号。

1370 腨肠 Shuàncháng

【出处】《中国针灸学》。

【正名】筑宾，见 283 页 1304 号。

1371 腨肠 Shuàncháng

【出处】《针灸甲乙经》。

【正名】承筋，见 209 页 0959 号。

1372 腹四穴 Fùsìxuè

【出处】《腧穴学概论》。

【正名】脐中四边，见 249 页 1151 号。

1373 腹屈 Fùqū

【出处】《针灸甲乙经》。

【正名】腹结，见 298 页 1375 号。

1374 **腹哀** Fùāi（SP16）

【出处】《针灸甲乙经》："便脓血，寒中，食不化，腹中痛，腹哀主之。"

【别名】肠哀（《中国针灸学》）、肠屈（《针灸学》）。

【归经】属足太阴脾经，足太阴、阴维之会。

【位置】在上腹部，当脐中上 3 寸，距前正中线 6 寸。

1375 **腹结** Fùjié（SP14）

【出处】《针灸甲乙经》："绕脐痛……注利，腹结主之。"

【别名】腹屈（《针灸甲乙经》）、肠结（《千金翼方》）、肠窟（《外台秘要》）、肠窝（《会元针灸学》）、临窟（《西方子明堂灸经》）、阳窟（《针灸聚英》）、长窟（《针灸集书》）、肠雀（《针灸全书》）、膓窟（《医心方》）。

【归经】属足太阴脾经。

【位置】在下腹部，大横下 1.3 寸，距前正中线 4 寸。

1376 **腹通谷** Fùtōnggǔ（KI20）

【出处】《针灸甲乙经》："食饮善呕，不能言，通谷主之"《针灸大全》名"腹通谷。"

【归经】属足少阴肾经，冲脉、足少阴之会。

【位置】在上腹部，当脐中上 6 寸，前正中线旁开

0.5寸。

1377 **腧府** Shūfǔ

【出处】《铜人腧穴针灸图经》、《针灸资生经》、《圣济总录》、《针灸全书》、《东医宝鉴》。

【正名】俞府，见227页1049号。

1378 **腿凹** Tuǐāo

【出处】《中华针灸学》。

【正名】委中，见189页0866号。

1379 **腿肚** Tuǐdù

【出处】《中国针灸学》。

【正名】筑宾，见283页1304号。

1380 **解谷** Jiěgǔ

【出处】《针灸甲乙经》。

【正名】解溪，见299页1382号。

1381 **解脊窬** Jiějǐyú

【出处】《医心方》。

【正名】白环俞，见107页0488号。

1382 **解溪** Jiěxī（ST41）

【出处】《灵枢·本输》："行于解溪。"

【别名】草鞋带（《扁鹊神应针灸玉龙经》）、鞋带（《审视瑶函》）、解谷（《针灸甲乙经》）。

【归经】属足阳明胃经，是足阳明胃经经穴。

【位置】在足背与小腿交界处的横纹中央凹陷中，当拇长伸肌腱与趾长伸肌腱之间。

1383 亶中 Dànzhōng

【出处】《备急千金要方》。

【正名】膻中，见320页1470号。

1384 廉泉 Liánquán（RN23）

【出处】《灵枢·刺节真邪》："取廉泉者，血变而止。"

【别名】舌本（《铜人腧穴针灸图经》）、本池（《针灸甲乙经》）、舌下（《素问·刺疟篇》）、结本（《针灸全书》）、舌水（《针灸大成》）。

【归经】属任脉。

【位置】在颈部，当前正中线上，结喉上方，舌骨上缘凹陷处。

1385 新肋头 Xīnlèitóu

【出处】《针灸孔穴及其疗法便览》。

【正名】肋头，见139页0638号。

1386 **新设** Xīnshè

【出处】《新针灸学》:“新设位置，风池穴直下方，后发际下一寸五分，大肌外侧陷中。”

【别名】新识（《中国针灸学》)、下风池（《针灸学》、《腧穴学》)。

【归经】属经外奇穴。

【位置】位于项部，在第三、四颈椎之间，旁开1.5寸。

1387 **新识** Xīnshí

【出处】《中国针灸学》。

【正名】新设，见301页1386号。

1388 **意舍** Yìshè (BL49)

【出处】《针灸甲乙经》:“消渴，身热，面赤黄，意舍主之。”

【归经】属足太阳膀胱经。

【位置】在背部，当第十一胸椎棘突下，旁开3寸。

1389 **阙俞** Quèshū

【出处】《千金翼方》。

【正名】厥阴俞，见279页1285号。

1390 **慈宫** Cígōng

【出处】《针灸甲乙经》、《外台秘要》。

【正名】冲门，见 144 页 0660 号。

1391 **溪穴** Xīxuè

【出处】《针灸甲乙经》。

【正名】归来，见 101 页 0465 号。

1392 **溪穴** Xīxuè

【出处】《经穴纂要》。

【正名】承泣，见 209 页 0957 号。

1393 **溪谷** Xīgǔ

【出处】《新编实用腧穴学》。

【正名】归来，见 101 页 0465 号。

1394 **溺水** Nìshuǐ

【出处】《难经·六十六难》杨玄操注。

【正名】关元，见 142 页 0649 号。

1395 **缚井** Fùjǐng

【出处】《西方子明堂灸经》。

【正名】肩井，见 202 页 0928 号。

十四画

1396 **聚泉** Jùquán（EX-HN10）

【出处】《针灸大成》："聚泉一穴，在舌上，舌当中，吐出舌，中直有缝，陷中是穴。"

【归经】属经外奇穴。

【位置】在口腔内，当舌背正中缝的中点处。

1397 **龈交** Yínjiāo（DU28）

【出处】《素问·气府论》："断交一。"《针灸甲乙经》"龈交。"

【归经】属督脉，交会穴之一，任脉、督脉二经之会。

【位置】在上唇内，唇系带与上齿龈的相接处。

1398 **骶上** Dǐshàng

【出处】《太平圣惠方》。

【正名】长强，见 82 页 0380 号。

1399 **骶骨** Dǐgǔ

【出处】《人镜经》。

【正名】长强，见 82 页 0380 号。

1400 **箕门** Jīmén（SP11）

【出处】《针灸甲乙经》："箕门，在鱼腹上越两筋间，动脉应手。"

【归经】属足太阴脾经。

【位置】在大腿内侧，当血海与冲门连线上，血海上6寸。

1401 **鼻下人中** Bíxiàrénzhōng

【出处】《针灸甲乙经》。

【正名】水沟，见91页0419号。

1402 **鼻交** Bíjiāo

【出处】《中国针灸学》。

【正名】鼻交頞中，见304页1403号。

1403 **鼻交頞中** Bíjiāoèzhòng

【出处】《千金翼方》："鼻交頞中一穴。"

【别名】鼻交（《中国针灸学》）。

【归经】属经外奇穴。

【位置】鼻部，前正中线，鼻骨基底部之上方鼻骨间缝中是穴。

1404 **鼻冲** Bíchōng

【出处】《针灸甲乙经》。

【正名】曲差，见126页0571号。

1405 **鼻穿** Bíchuān

【出处】《针灸经外奇穴治疗诀》。

【正名】上迎香，见27页0122号。

1406 **鼻准** Bízhǔn

【出处】《奇效良方》。

【正名】素髎，见244页1125号。

1407 **鼻流** Bíliú（EX-HN）

【出处】《针灸经外奇穴治疗诀》：“鼻流，在鼻孔口，当禾髎穴之上方，正鼻孔口之间。”

【归经】属经外奇穴。

【位置】鼻孔处鼻中隔与鼻翼间之中点处。

1408 **鼻通** Bítōng

【出处】《常用新医疗法手册》。

【正名】上迎香，见27页0122号。

1409 **魄户** Pòhù（BL42）

【出处】《针灸甲乙经》：“肩膊间急，凄厥恶寒，魄户主之。”

【别名】魂户（《太平圣惠方》、《黄帝明堂灸经》）、魄户（《医学入门》）。

【归经】属足太阳膀胱经。

【位置】在背部，当第三胸椎棘突下，旁开 3 寸。

1410 膊井 Bójǐng

【出处】《太平圣惠方》。

【正名】肩井，见 202 页 0928 号。

1411 膊胦 Bóyāng

【出处】《针灸指南》。

【正名】气海，见 76 页 0351 号。

1412 膈关 Géguān（BL46）

【出处】《针灸甲乙经》：“背痛恶寒，脊强俯仰难，食不下，呕吐多涎，膈关主之。”

【别名】阳关（《千金翼方》）。

【归经】属足太阳膀胱经。

【位置】在背部，当第七胸椎棘突下，旁开 3 寸。

1413 膈俞 Gēshū（BL17）

【出处】《灵枢・背腧》：“膈俞在七焦（椎）之间。”

【归经】属足太阳膀胱经。八会穴之一，血会膈俞。

【位置】在背部，当第七胸椎棘突下，旁开 1.5 寸。

1414 **膀胱俞** Pángguāngshū（BL28）

【出处】《脉经》："膀胱俞在第十九椎。"

【别名】傍光俞（《灸法残卷图》）。

【归经】足太阳膀胱经，膀胱之背俞穴。

【位置】在骶部，当骶正中嵴旁 1.5 寸，平第二骶后孔。

1415 **膀胱募** Pángguāngmù

【出处】《圣济总录》。

【正名】中极，见 64 页 0298 号。

1416 **膑骨** Bìngǔ

【出处】《针灸大全》。

【正名】环跳，见 183 页 0834 号。

1417 **膏肓** Gāohuāng（BL43）

【出处】《千金翼方》："膏肓俞无所不治。"《医学入门》：名"膏肓。"

【别名】膏肓输（《备急千金要方》、《太平圣惠方》）、膏肓俞（《千金翼方》）。

【归经】属足太阳膀胱经。

【位置】在背部，当第四胸椎棘突下，旁开 3 寸。

1418 **膏肓俞** Gāohuāngshū

【出处】《千金翼方》。

【正名】膏肓，见 307 页 1417 号。

1419 **膏肓输** Gāohuāngshū

【出处】《备急千金要方》、《太平圣惠方》。

【正名】膏肓，见 307 页 1417 号。

1420 **瘈脉** Chìmài（SJ18）

【出处】《针灸甲乙经》："小儿痫痓，……瘈脉及长强主之。"

【别名】资脉（《针灸甲乙经》）、体脉（《西方子明堂灸经》）、资生（《神灸经纶》）。

【归经】属手少阳三焦经。

【位置】在头部，耳后乳突中央，当角孙至翳风之间，沿耳轮连线的中、下 1/3 的交点处。

1421 **端田** Duāntián

【出处】《普济方》、《西方子明堂灸经》。

【正名】石门，见 97 页 0444 号。

1422 **精灵** Jīnglíng（EX-UE7）

【出处】《小儿推拿方脉活婴秘旨全书》："精灵穴，在四指、五指夹界下半寸。"

【别名】腰痛点（《针灸学简编》）。

【归经】属经外奇穴。

【位置】在手背第四、五掌骨间中点，第四指伸肌

腱尺侧凹陷处

1423 **精明** Jīngmíng

【出处】《备急千金要方》。

【正名】睛明，见 293 页 1355 号。

1424 **精室** Jīngshì

【出处】《太平圣惠方》。

【正名】石门，见 97 页 0444 号。

1425 **精宫** Jīnggōng

【出处】《医学原始》、《循经考穴编》。

【正名】命门，见 192 页 0880 号。

1426 **精宫** Jīnggōng

【出处】《针灸大成》、《医宗金鉴·刺灸心法要诀》。

【正名】志室，见 158 页 0721 号。

1427 **精露** Jīnglù

【出处】《针灸甲乙经》。

【正名】石门，见 97 页 0444 号。

1428 **精露** Jīnglù

【出处】《经脉发挥》。

【正名】关元，见 142 页 0649 号。

1429 漏阴 Lòuyīn

【出处】《千金翼方》。

【正名】照海，见 294 页 1356 号。

1430 漏谷 Lòugǔ（SP7）

【出处】《针灸甲乙经》：“少腹胀急……漏谷主之。”

【别名】太阴络（《铜人腧穴针灸图经》、《圣济总录》）、太阴胳（《备急千金要方》）。

【归经】属足太阴脾经。

【位置】在小腿内侧，当内踝尖与阴陵泉的连线上，距内踝尖 6 寸，胫骨内侧缘后方。

十五画

1431 **璇玑** Xuánjī（RN21）

【出处】《针灸甲乙经》："胸满痛，璇玑主之。"

【别名】旋机（《备急千金要方》）、璇机（《千金翼方》）、旋玑（《太平圣惠方》）。

【归经】属任脉。

【位置】在胸部，当前正中线上，天突穴下1寸。

1432 **璇机** Xuánjī

【出处】《千金翼方》。

【正名】璇玑，见311页1431号。

1433 **鞋带** Xiédài

【出处】《审视瑶函》。

【正名】解溪，见299页1382号。

1434 **横户** Hénghù

【出处】《铜人腧穴针灸图经》。

【正名】阴交，见153页0699号。

1435 横舌 Héngshé

【出处】《外台秘要》。

【正名】哑门，见216页0989号。

1436 横骨 Hénggǔ（KI11）

【出处】《脉经》："尺脉浮，下热风，小便难……针横骨、关元泻之。"

【别名】下极（《针灸甲乙经》）、曲骨（《西方子明堂灸经》）、屈骨（《备急千金要方》）、髓空（《经穴汇解》）、屈骨端（《针灸资生经》）、曲骨端（《针灸逢源》）、下横（《神灸经纶》）。

【归经】属足少阴肾经，是足少阴肾经与冲脉交会穴。

【位置】在下腹部，当脐中下5寸，前正中线旁开0.5寸。

1437 撅骨 Juégǔ

【出处】《针灸聚英》。

【正名】长强，见82页0380号。

1438 踝尖 Huáijiān

【出处】《类经图翼》。

【正名】内踝尖，见73页0335号。

1439 **膵俞** Cuìshū

【出处】《中国针灸学》。

【正名】胃脘下俞，见 218 页 0998 号。

1440 **膝目** Xīmù

【出处】《外台秘要》。

【正名】犊鼻，见 283 页 1303 号。

1441 **膝目** Xīmù

【出处】《外台秘要》。

【正名】膝眼，见 314 页 1446 号。

1442 **膝关** Xīguān（LR7）

【出处】《针灸甲乙经》："膝内廉痛引髌不可屈伸，连腹，引咽喉痛，膝关主之。"

【别名】阴关（《针方六集》）。

【归经】属足厥阴肝经。

【位置】在小腿内侧，当胫骨内上髁的后下方，阴陵泉后 1 寸，腓肠肌内侧头的上部。

1443 **膝阳关** Xīyángguān（GB33）

【出处】《针灸甲乙经》："膝外廉痛，不可屈伸，胫痹不仁，阳关主之。"

【别名】寒府（《素问 · 骨空论》马莳注）、关陵

(《普济方》)、关阳(《备急千金要方》)、阳陵(《针灸聚英》、《针灸大成》)。

【归经】属足少阳胆经。

【位置】在膝外侧，当阳陵泉直上3寸，股骨外上髁上方的凹陷处。

1444 **膝顶** Xīdǐng

【出处】《外科大成》。

【正名】鹤顶，见315页1448号。

1445 **膝旁** Xīpáng

【出处】《针灸集成》："在曲脷横纹头四处。"

【归经】属经外奇穴。

【位置】膝部，当腘窝横纹内外两端纹头处。

1446 **膝眼** Xīyǎn（EX-LE5）

【出处】《备急千金要方》："在膝头骨下，两旁陷者宛宛中。"

【别名】膝目（《外台秘要》）。

【归经】属经外奇穴。

【位置】屈膝，在髌韧带两侧凹陷处，在内侧的称内膝眼，在外侧的称外膝眼。

1447 **膓窟** Chángkū

【出处】《医心方》。

【正名】腹结，见 298 页 1375 号。

1448 **鹤顶** Hèdǐng（EX-LE2）

【出处】《医学纲目》："在膝盖骨尖上。"

【别名】膝顶（《外科大成》）。

【归经】属经外奇穴。

【位置】在膝上部，髌底的中点上方凹陷处。

1449 **鹤顶** Hèdǐng

【出处】《针方六集》。

【正名】梁丘，见 273 页 1263 号。

1450 **谚谆** Yīxī（BL45）

【出处】《素问·骨空论》："胗络季胁引少腹而痛胀，刺谚谆。"

【别名】五胠俞（《素问·刺疟篇》王冰注）、噫嘻（《素问·骨空论》）。

【归经】属足太阳膀胱经。

【位置】在背部，当第六胸椎棘突下，旁开 3 寸。

十六画

1451 **颞颥** Nièrú

【出处】《脉经》："寸口脉紧，苦头痛骨肉痛，是伤寒……针眉冲、颞颥。"

【归经】属经外奇穴。

【位置】头面部，眉毛外端与眼外眦角连线的中点处。

1452 **颞颥** Nièrú

【出处】《针灸甲乙经》、《备急千金要方》。

【正名】脑空，见 251 页 1157 号。

1453 **燕口** Yānkǒu

【出处】《备急千金要方》："狂风骂詈挝砍人，名为热阳风，灸口两吻过燕口处赤白际各一壮。"

【归经】属经外奇穴。

【位置】口角外方赤白肉际处。

1454 **薜息** Pìxī

【出处】《备急千金要方》。

【正名】乳根，见 195 页 0891 号。

1455 **橛骨** Juégǔ

【出处】《素问·骨空论》。

【正名】长强，见82页0380号。

1456 **踹肠** Chuàicháng

【出处】《千金翼方》。

【正名】承筋，见209页0959号。

1457 **噫嘻** Yīxī

【出处】《素问·骨空论》。

【正名】譩譆，见315页1450号。

1458 **燃谷** Rángǔ

【出处】《经穴释义汇解》。

【正名】然谷，见287页1324号。

1459 **颡大** Sǎngdà

【出处】《中国针灸学》、《针灸学》。

【正名】头维，见111页0505号。

十七画

1460 **藏输** Zàngshū

【出处】《备急千金要方》。

【正名】神道，见239页1103号。

1461 **翳风** Yìfēng（SJ17）

【出处】《针灸甲乙经》："喑，不能言，翳风主之。"

【归经】属手少阳三焦经，交会穴之一，手足少阳之会。

【位置】在耳垂后方，当乳突与下颌角之间的凹陷处。

1462 **翳明** Yìmíng（EX-HN14）

【出处】《中华医学杂志》："在翳风穴后一寸。"

【归经】属经外奇穴。

【位置】在项部，当翳风后1寸。

1463 **瞳子髎** Tóngzǐliáo（GB1）

【出处】《针灸甲乙经》："瞳子髎，在目外去眦五分。"

【别名】太阳、前关（《备急千金要方》）、后曲（《外台秘要》）、前间（《西方子明堂灸经》）、鱼尾（《扁鹊神应针灸玉龙经》)、大阳(《针灸全书》)、童子髎(《神灸经纶》)。

【归经】属足少胆经。

【位置】在面部，目外眦旁，当眶外侧缘处。

1464 **蟀谷** Shuàigǔ

【出处】《外台秘要》。

【正名】率谷，见 270 页 1249 号。

1465 **蟀骨** Shuàigǔ

【出处】《银海精微》。

【正名】率谷，见 270 页 1249 号。

1466 **髀厌** Bìyàn

【出处】《人镜经》。

【正名】环跳，见 183 页 0834 号。

1467 **髀关** Bìguān（ST31）

【出处】《灵枢·经脉》:“胃足阳明之脉，……以下髀关。”

【归经】属足阳明胃经。

【位置】在大腿前面，当髂前上棘与髌底外侧端的连线上，屈股时，平会阴，居缝匠肌外侧凹陷处。

1468 髀枢 Bìshū

【出处】《素问·气府论》王冰注。

【正名】环跳，见 183 页 0834 号。

1469 豀穴 Xīxué

【出处】《外台秘要》。

【正名】承泣，见 209 页 0957 号。

1470 膻中 Dànzhōng（RN17）

【出处】《灵枢·根结》："厥阴……络于膻中。"

【别名】元儿（《针灸甲乙经》）、上气海（《类经图翼》）、亶中、胸堂（《备急千金要方》）、元见（《针灸大成》）。

【归经】属任脉，是手厥阴心包经募穴，八会穴之一，气户膻中。

【位置】在胸部，当前正中线上，平第四肋间，两乳头连线的中点。

1471 臆前 Yìqián

【出处】《铜人腧穴针灸图经》。

【正名】鸠尾，见 172 页 0788 号。

1472 膺中 Yīngzhōng

【出处】《针灸甲乙经》、《黄帝内经明堂》。

【正名】中府，见65页0302号。

1473 膺中俞 Yīngzhōngshū

【出处】《针灸甲乙经》、《黄帝内经明堂》。

【正名】中府，见65页0302号。

1474 膺俞 Yīngshū

【出处】《素问·水热穴论》、《针灸聚英》

【正名】中府，见65页0302号。

1475 膺窗 Yīngchuāng（ST16）

【出处】《针灸甲乙经》："寒热短气，卧不安，膺窗主之。"

【归经】属足阳明胃经。

【位置】在胸部，当第三肋间隙，距前正中线4寸。

1476 豁穴 Huōxuè

【出处】《中国针灸学》。

【正名】归来，见101页0465号。

1477 臀中 Túnzhōng

【出处】《常用经穴解剖学定位》

【归经】属经外奇穴。

【位置】臀部，以股骨大转子和坐骨结节间连线为底边，向上作一等边三角形，三角形的顶点处是穴。

1478 **臂五里** Bìwǔlǐ

【出处】《圣济总录》。

【正名】手五里，见 79 页 0364 号。

1479 **臂中** Bìzhōng

【出处】《常用新医疗法手册》。

【正名】手逆注，见 80 页 0371 号。

1480 **臂间** Bìjiān

【出处】《针灸孔穴及其疗法便览》："掌后横纹正中上约五横指处两筋间。"

【别名】手掌后臂间穴（《针灸图翼》）。

【归经】属经外奇穴。

【位置】前臂屈侧，腕横纹上五横指处，当掌长肌腱与桡侧腕屈肌腱之间。

1481 **臂脑** Bìnǎo

【出处】《圣济总录》。

【正名】臂臑，见 322 页 1482 号。

1482 **臂臑** Bìnào（LI14）

【出处】《针灸甲乙经》："适肩臂痛不可举，臂臑主之。”

【别名】头冲、颈冲（《备急千金要方》）、别阳、背臑（《太素》杨上善注）、臂脑（《圣济总录》）。

【归经】属手阳明大肠经，是手阳明、手足太阳经与阳维脉交会穴。

【位置】在臂外侧，三角肌止点处，当曲池与肩髃的连线上，曲池上 7 寸。

十八画

1483 髃骨 Yúgǔ

【出处】《素问·气府论》王冰注。

【正名】肩髃，见205页0942号。

1484 髑骭 Hégàn

【出处】《针灸甲乙经》。

【正名】鸠尾，见172页0788号。

1485 髑骬 Hégú

【出处】《东医宝鉴》。

【正名】鸠尾，见172页0788号。

1486 髑髑 Héhé

【出处】《针灸学》。

【正名】鸠尾，见172页0788号。

1487 臑会 Nàohuì（SJ13）

【出处】《针灸甲乙经》:“膝理气，臑会主之。”

【别名】臑髎（《外台秘要》）、臑窌（《针灸甲乙经》)、臑交(《针灸大成》)、臑扁(《普济方》)。

【归经】属手少阳三焦经。

【位置】在臂外侧，当肘尖与肩髎的连线上，肩髎下 3 寸，三角肌的后下缘。

1488 **臑交** Nàojiāo

【出处】《针灸大成》。

【正名】臑会，见 324 页 1487 号。

1489 **臑俞** Nàoshū (SI10)

【出处】《针灸甲乙经》:“寒热肩肿，引胛中痛，肩臂酸，臑俞主之。”

【归经】属手太阳小肠经，交会穴之一，手太阳、阳维、跻脉之会。

【位置】在肩部，当腋后纹头直上，肩胛冈下缘凹陷中。

1490 **臑扁** Nàobiǎn

【出处】《普济方》。

【正名】臑会，见 324 页 1487 号。

1491 **臑窌** Nàoliáo

【出处】《针灸甲乙经》。

【正名】臑会，见 324 页 1487 号。

1492 **臑髎** Nàoliáo

【出处】《针灸甲乙经》。

【正名】臑会，见 324 页 1487 号。

十九画

1493 **攒竹** Cuánzhú（BL2）

【出处】《针灸甲乙经》:“头风痛，鼻鼽衄，眉头痛……目系急，瘈疭，攒竹主之。”

【别名】员在、始光、明光、夜光（《针灸甲乙经》)、光明（《铜人腧穴针灸图经》)、眉柱（《云岐子论经络迎随补泻法》)、眉中（《针灸学》)、眉本、眉头（《素问·气穴论》王冰注)、矢光（《杨敬斋针灸全书》)、小竹（《针灸学》)、天光（《针灸全书》)、攒竺（《儒门事亲》)、员柱（《外台秘要》)、元柱（《古今医统大全》)、圆柱（《东医宝鉴》)。

【归经】属足太阳膀胱经。

【位置】在面部，当眉头陷中，眶上切迹处。

1494 **攒竺** Cuánzhú

【出处】《儒门事亲》。

【正名】攒竹，见 327 页 1493 号。

1495 **蹶心** Juěxīn

【出处】《肘后备急方》。

【正名】涌泉，见 256 页 1187 号。

1496 **巅上** Diānshàng

【出处】《素问·热病》。

【正名】百会，见118页0535号。

1497 **髆井** Bójǐng

【出处】《铜人腧穴针灸图经》。

【正名】肩井，见202页0928号。

1498 **髋骨** Kuāngǔ（EX-LE1）

【出处】《扁鹊神应针灸玉龙经》："髋骨，在膝盖上一寸，梁丘两旁各五寸。"

【别名】髓膏（《针灸经外奇穴图谱》）。

【归经】属经外奇穴。

【位置】在大腿前面下部，当梁丘两旁各1.5寸，一侧两穴。

1499 **髋骨** Kuāngǔ

【出处】《杨敬斋针灸全书》。

【正名】环跳，见183页0834号。

二十一画

1500 **髓中** Suǐzhōng

【出处】《针灸学》。

【正名】悬颅，见 265 页 1225 号。

1501 **髓中** Suǐzhōng

【出处】《针灸聚英》。

【正名】四满，见 104 页 0477 号。

1502 **髓孔** Suǐkǒng

【出处】《中华针灸学》。

【正名】悬颅，见 265 页 1225 号。

1503 **髓孔** Suǐkǒng

【出处】《针灸甲乙经》、《外台秘要》。

【正名】大迎，见 18 页 0085 号。

1504 **髓孔** Suǐkǒng

【出处】《针灸资生经》。

【正名】腰俞，见 296 页 1367 号。

1505 **髓孔** Suǐkǒng

【出处】《灸法图残卷》。

【正名】悬钟，见 264 页 1222 号。

1506 **髓会** Suǐhuì

【出处】《难经·四十五难》。

【正名】悬钟，见 264 页 1222 号。

1507 **髓府** Suǐfǔ

【出处】《针灸大成》。

【正名】腰俞，见 296 页 1367 号。

1508 **髓府** Suǐfǔ

【出处】《针灸甲乙经》。

【正名】四满，见 104 页 0477 号。

1509 **髓空** Suǐkōng

【出处】《经穴汇解》。

【正名】悬颅，见 265 页 1225 号。

1510 **髓空** Suǐkōng

【出处】《经穴汇解》。

【正名】横骨，见 312 页 1436 号。

1511 **髓空** Suǐkōng

【出处】《素问·水热穴论》。

【正名】腰俞，见296页1367号。

1512 **髓空** Suǐkōng

【出处】《素问·骨空论》。

【正名】唇里穴，见245页1130号。

1513 **髓俞** Suǐshū

【出处】《针灸大全》。

【正名】腰俞，见296页1367号。

1514 **髓海** Suǐhǎi

【出处】《经穴图考》。

【正名】四满，见104页0477号。

1515 **髓膏** Suǐgāo

【出处】《针灸经外奇穴图谱》。

【正名】髋骨，见328页1498号。

1516 **蠡沟** Lígōu（LR5）

【出处】《灵枢·经脉》："足厥阴之别，名曰蠡沟。"

【别名】交仪（《千金翼方》、《太平圣惠方》）。

【归经】属足厥阴肝经，是足厥阴肝经络穴。

【位置】在小腿内侧，当足内踝尖上 5 寸，胫骨内侧面的中央。

二十三画

1517 **颧髎** Quánliáo（SI18）

【出处】《针灸甲乙经》："颇肿唇痈，颧髎主之。"

【别名】兑骨（《针灸甲乙经》）、权髎（《备急千金要方》）、兑端（《针灸逢源》）。

【归经】属手太阳小肠经，手少阳、手太阳经交会穴。

【位置】在面部，当目外眦直下，颧骨下缘凹陷处。

1518 **䶏穴** Xīxuè

【出处】《针灸甲乙经》。

【正名】承泣，见 209 页 0957 号。

附录一 针灸穴位图谱

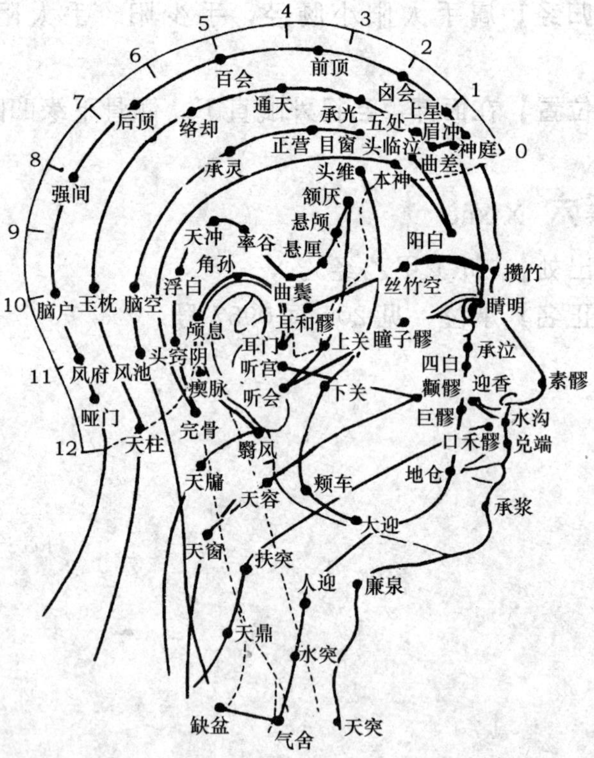

0
1
2
3
4
5
6
7
8
9
10
11
12
百会
前顶
囟会
上星
通天
承光
五处
眉冲
神庭
后顶
络却
正营
目窗
头临泣
曲差
承灵
强间
头维
本神
颔厌
悬颅
悬厘
阳白
天冲
率谷
角孙
浮白
攒竹
丝竹空
曲鬓
睛明
脑户
玉枕
脑空
颅息
耳和髎
耳门
上关
瞳子髎
头窍阴
听宫
承泣
四白
风府
风池
瘈脉
听会
下关
颧髎
迎香
素髎
哑门
完骨
巨髎
水沟
天柱
翳风
口禾髎
兑端
天牖
地仓
颊车
天容
承浆
大迎
天窗
扶突
人迎
廉泉
天鼎
水突
缺盆
气舍
天突

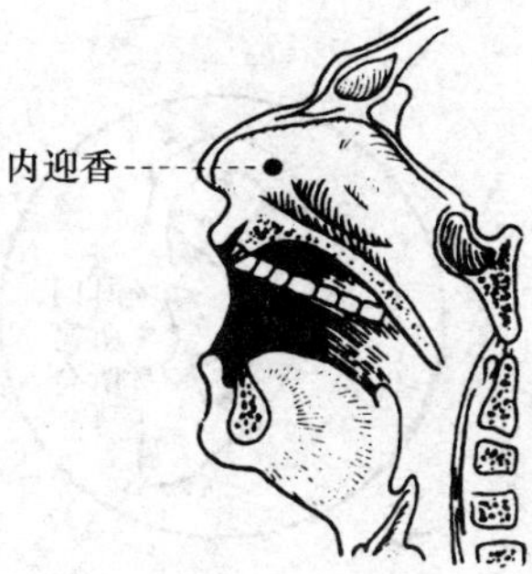
内迎香

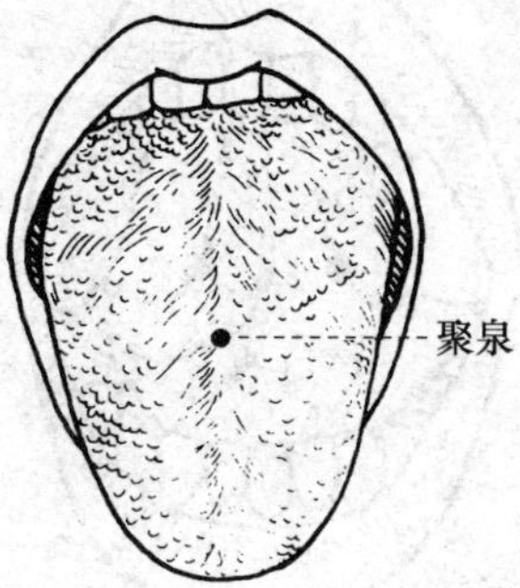
聚泉

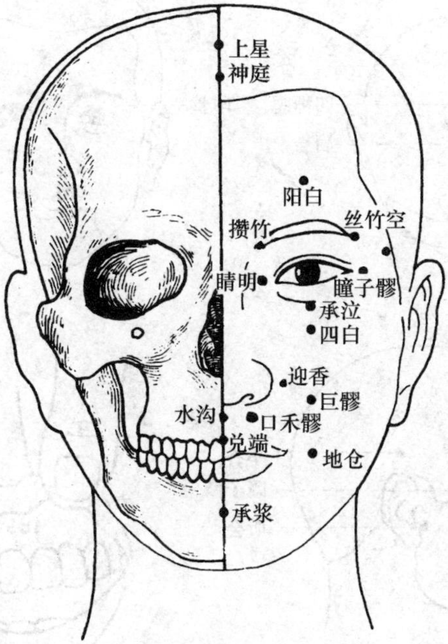
上星
神庭
阳白
攒竹
丝竹空
睛明
瞳子髎
承泣
四白
迎香
巨髎
水沟
口禾髎
兑端
地仓
承浆

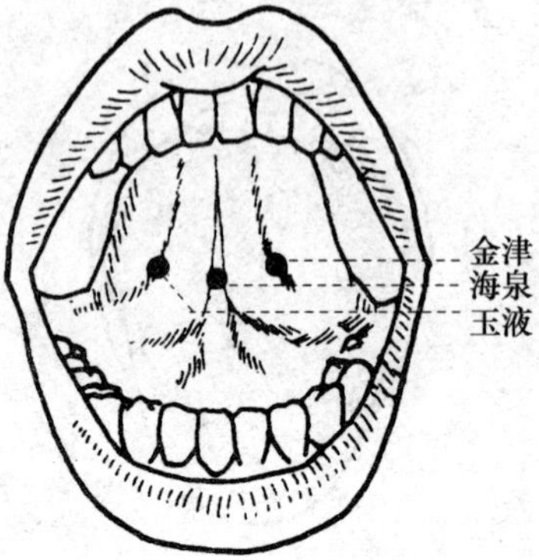
金津
海泉
玉液

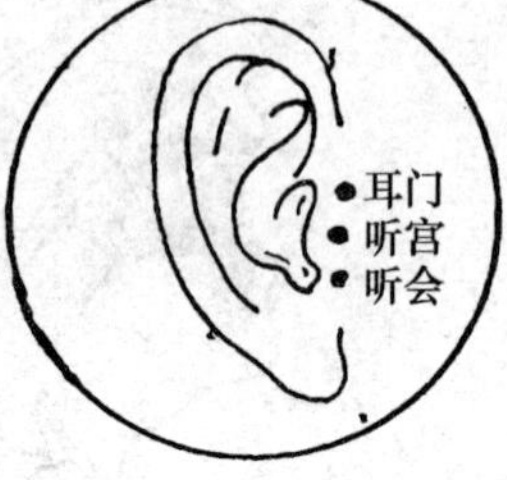
耳门
听宫
听会

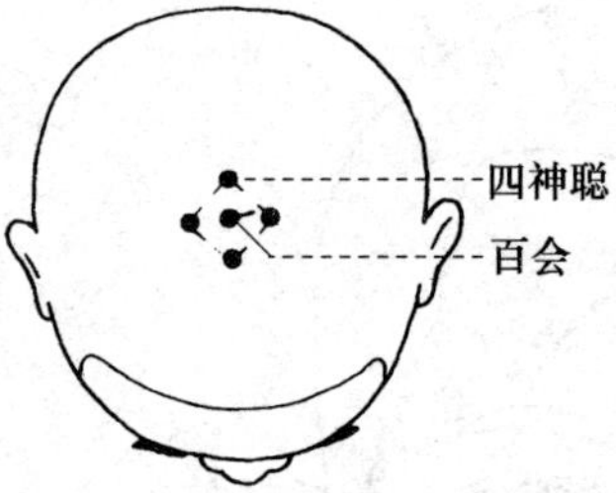
四神聪
百会

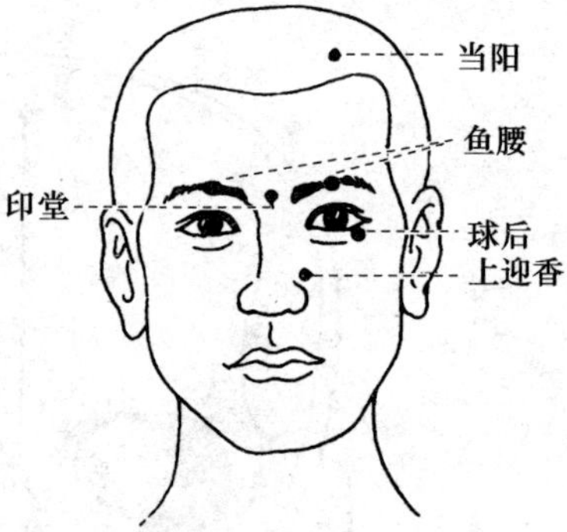
当阳
鱼腰
印堂
球后
上迎香

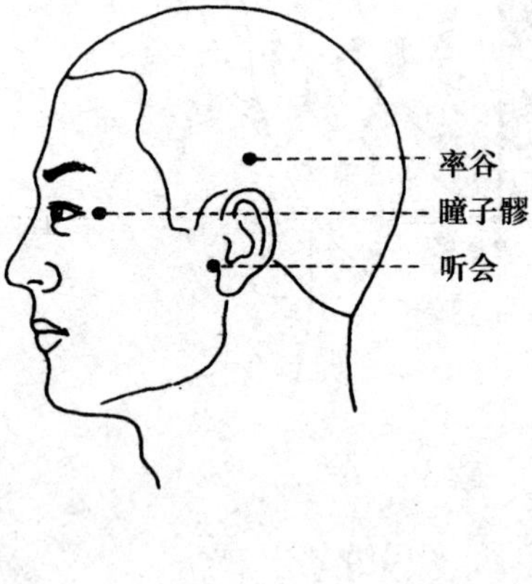
率谷
瞳子髎
听会

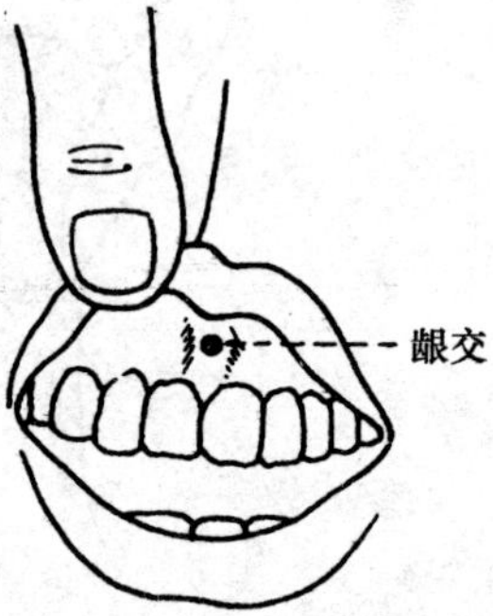
龈交

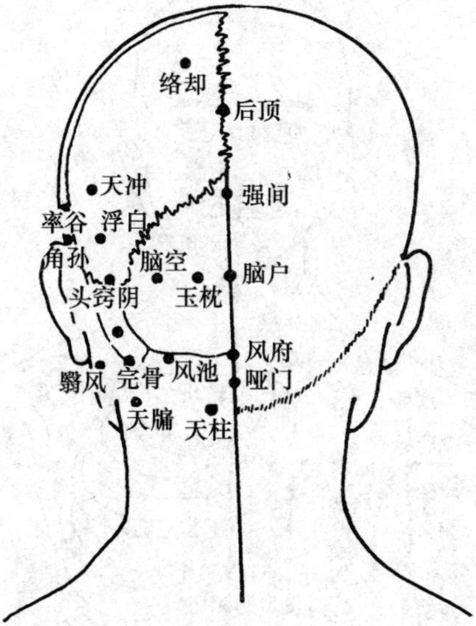
络却
后顶
天冲
强间
率谷
浮白
角孙
脑空
脑户
头窍阴
玉枕
风府
翳风
完骨
风池
哑门
天牖
天柱

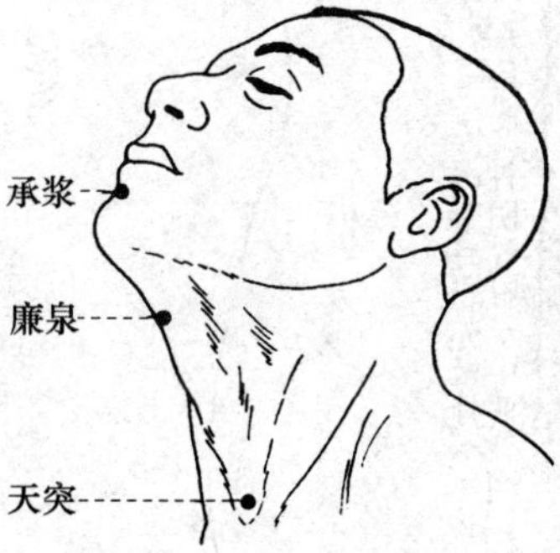
承浆
廉泉
天突

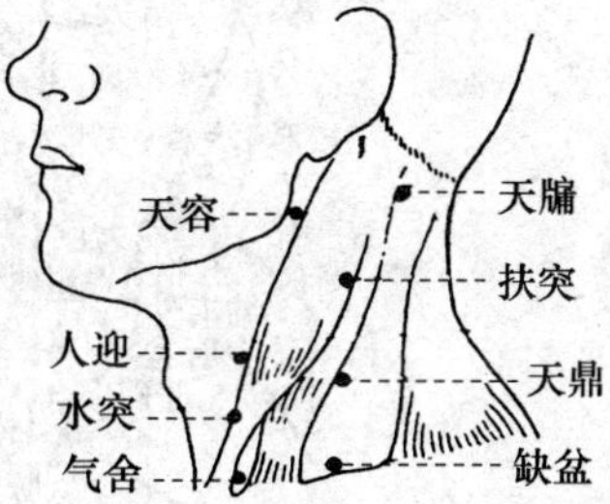
天容
天牖
扶突
人迎
天鼎
水突
气舍
缺盆

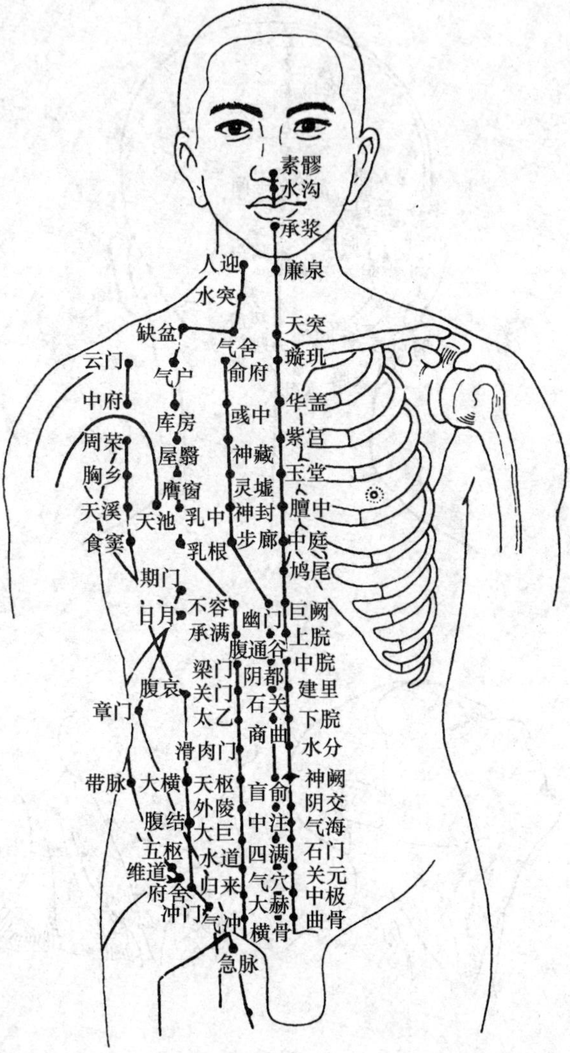
素髎
水沟
承浆
人迎
廉泉
水突
缺盆
天突
气舍
璇玑
云门
气户
俞府
中府
华盖
库房
彧中
紫宫
周荣
屋翳
神藏
玉堂
胸乡
膺窗
灵墟
膻中
天溪
天池
乳中
神封
食窦
乳根
步廊
中庭
鸠尾
期门
不容
幽门
巨阙
日月
承满
上脘
腹通谷
梁门
阴都
中脘
腹哀
关门
石关
建里
章门
太乙
商曲
下脘
滑肉门
水分
带脉
大横
天枢
肓俞
神阙
外陵
阴交
腹结
大巨
中注
气海
五枢
水道
四满
石门
维道
归来
气穴
关元
府舍
大赫
中极
冲门
气冲
横骨
曲骨
急脉

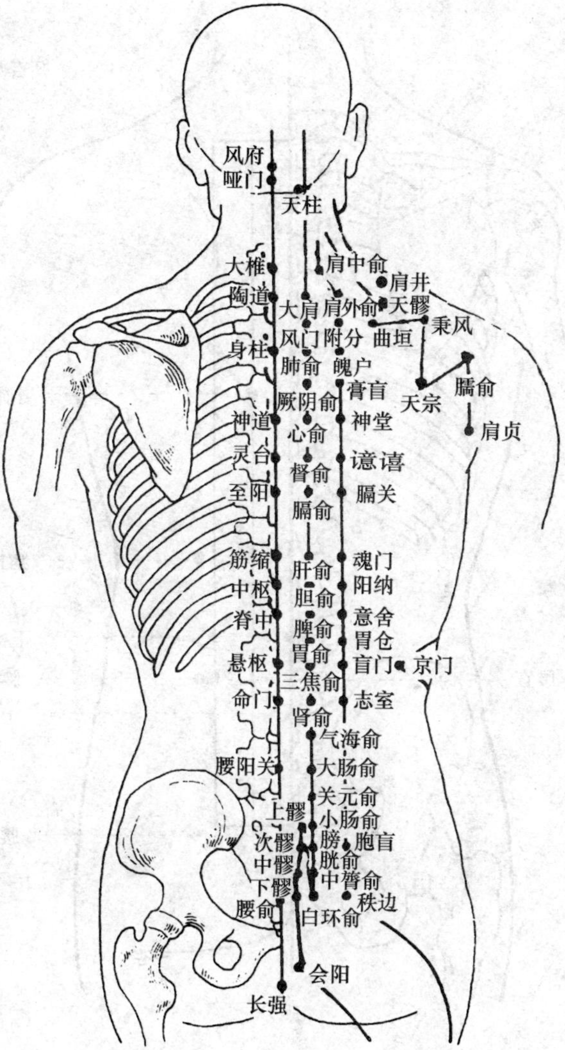
风府
哑门
天柱
肩中俞
肩井
大椎
陶道
大肩
肩外俞
天髎
秉风
风门
附分
曲垣
身柱
肺俞
魄户
臑俞
膏盲
天宗
厥阴俞
神道
神堂
心俞
肩贞
灵台
谚譆
督俞
至阳
膈关
膈俞
筋缩
魂门
肝俞
中枢
阳纳
胆俞
脊中
意舍
脾俞
胃仓
胃俞
悬枢
盲门
京门
三焦俞
命门
志室
肾俞
气海俞
腰阳关
大肠俞
关元俞
上髎
小肠俞
次髎
膀胱俞
胞盲
中髎
中膂俞
下髎
秩边
腰俞
白环俞
会阳
长强

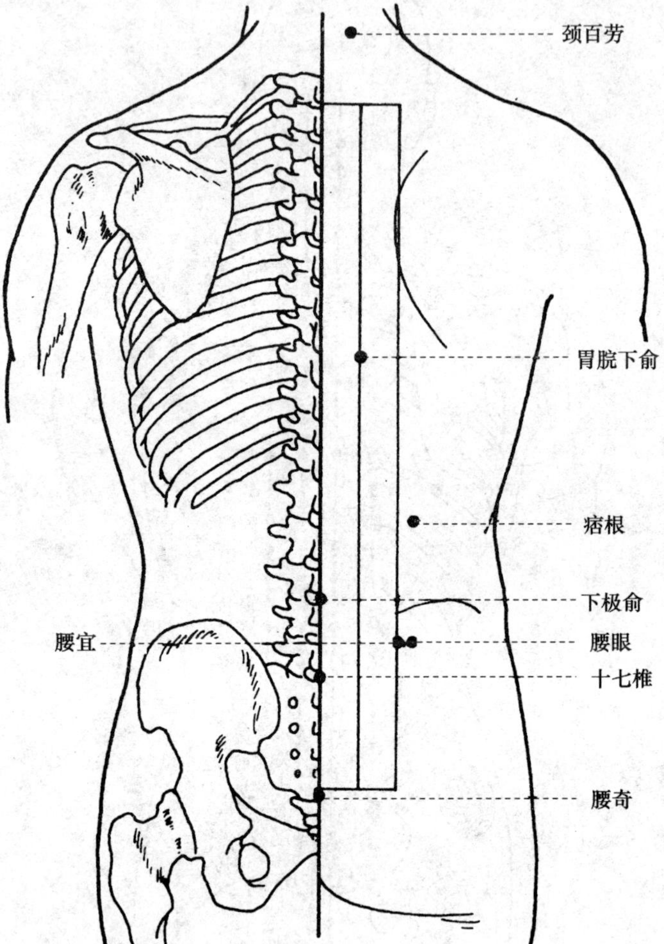
颈百劳
胃脘下俞
痞根
下极俞
腰宜
腰眼
十七椎
腰奇

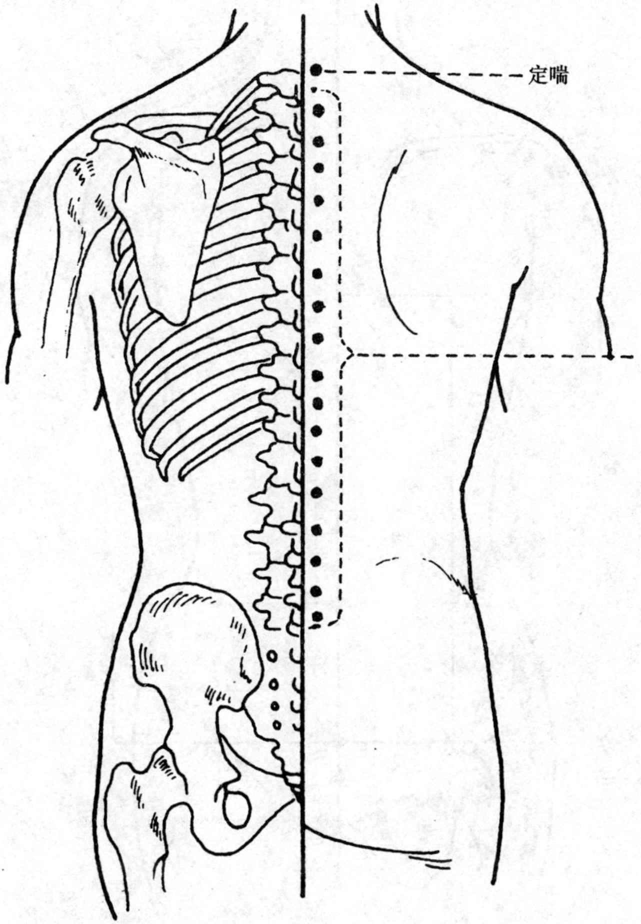
定喘
夹脊

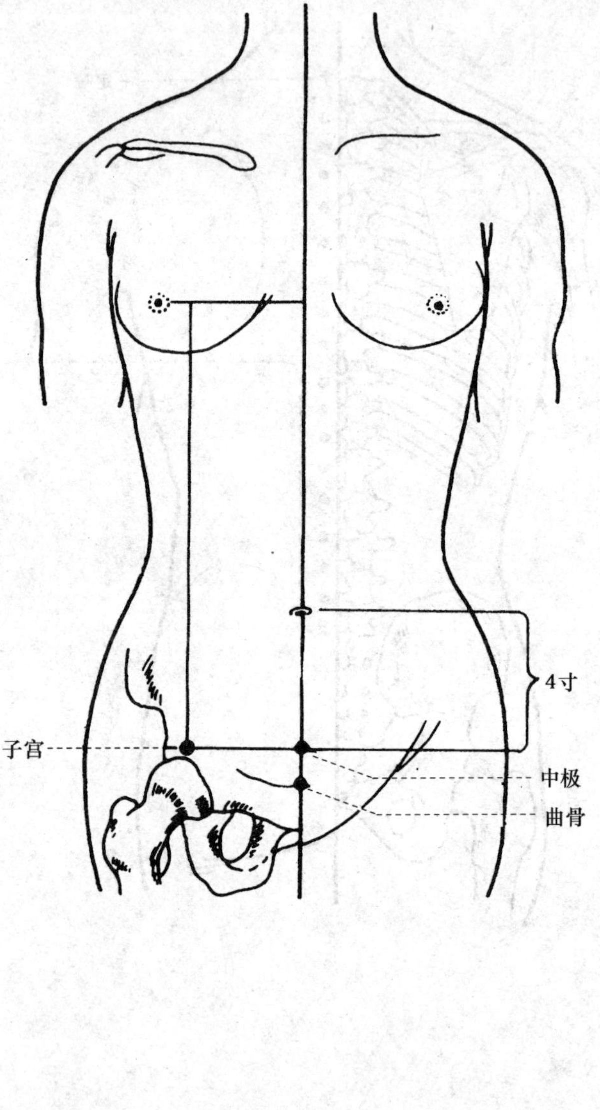
4寸
子宫
中极
曲骨

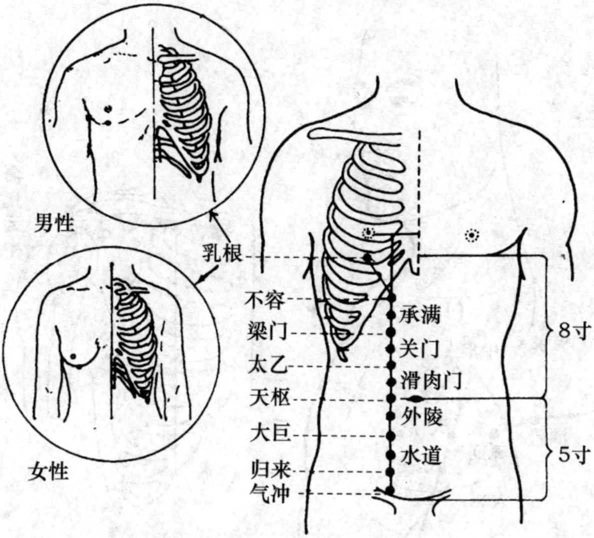
男性
乳根
女性
不容
承满
梁门
关门
太乙
滑肉门
天枢
外陵
大巨
水道
归来
气冲
8寸
5寸

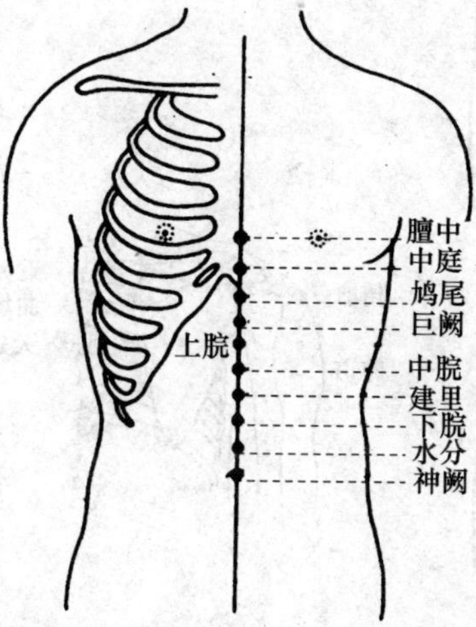
膻中
中庭
鸠尾
巨阙
上脘
中脘
建里
下脘
水分
神阙

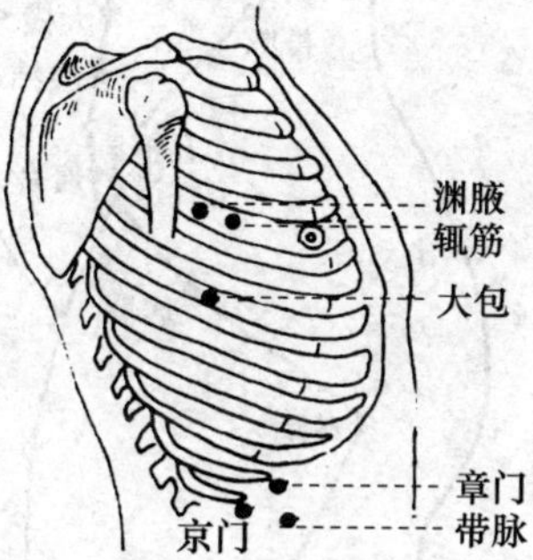
渊腋
辄筋
大包
章门
带脉
京门

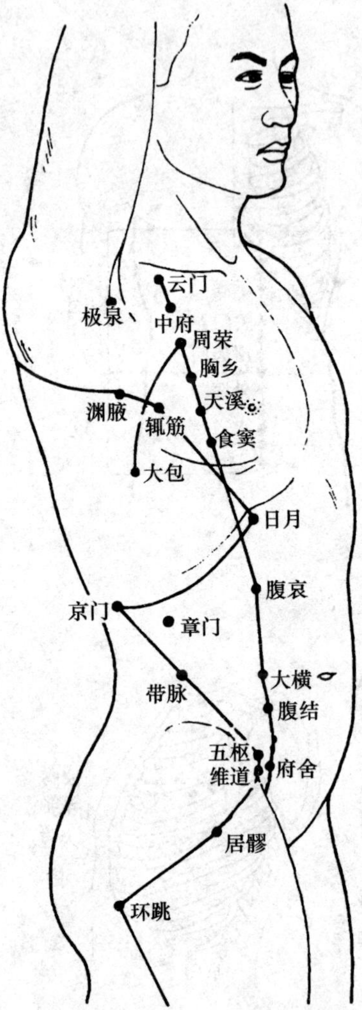
云门
极泉
中府
周荣
胸乡
天溪
渊腋
辄筋
食窦
大包
日月
腹哀
京门
章门
大横
带脉
腹结
五枢
维道
府舍
居髎
环跳

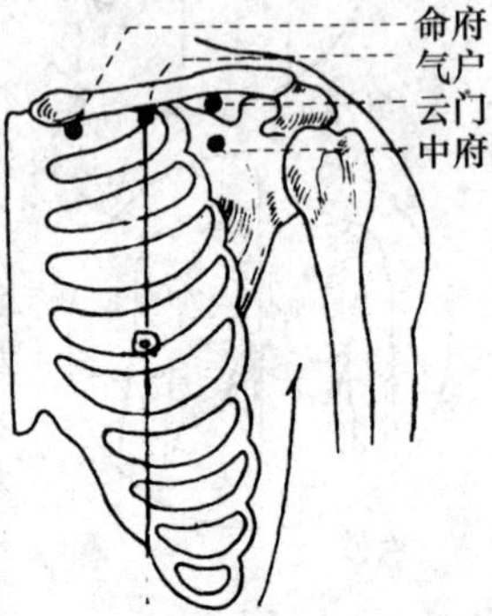
命府
气户
云门
中府

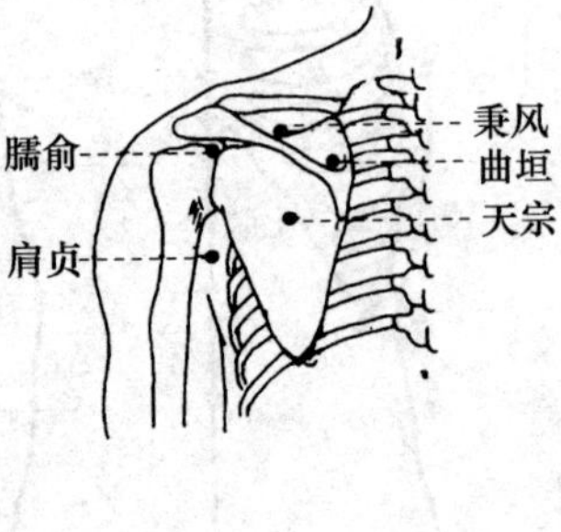
臑俞
秉风
曲垣
天宗
肩贞

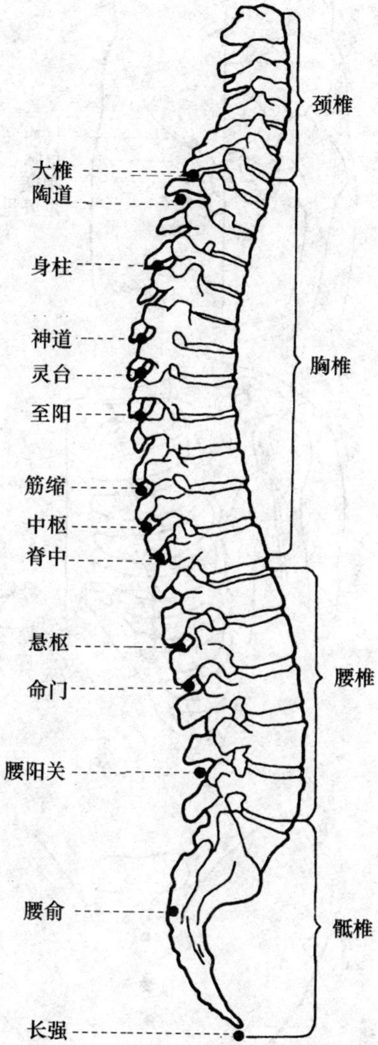
颈椎
大椎
陶道
身柱
神道
灵台
至阳
胸椎
筋缩
中枢
脊中
悬枢
命门
腰椎
腰阳关
腰俞
骶椎
长强

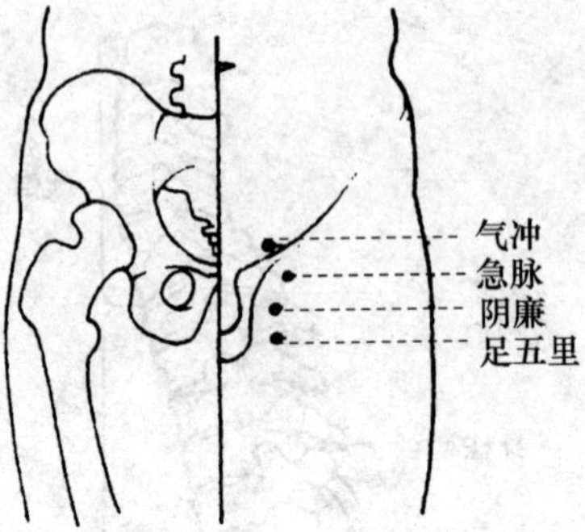
气冲
急脉
阴廉
足五里

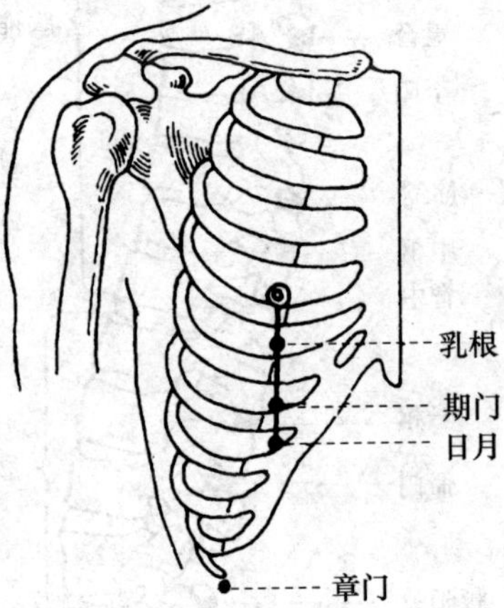
乳根
期门
日月
章门

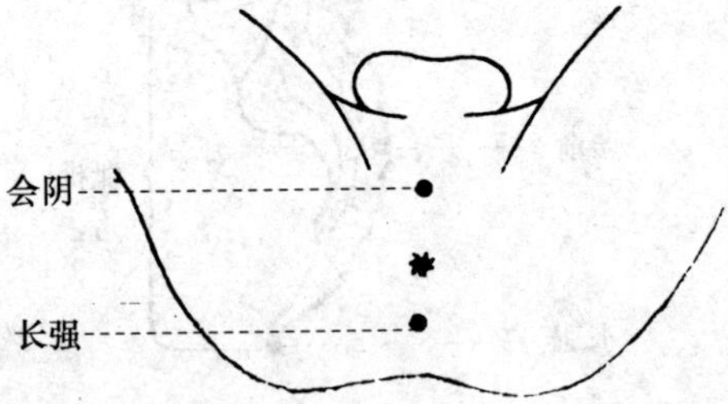
会阴
长强

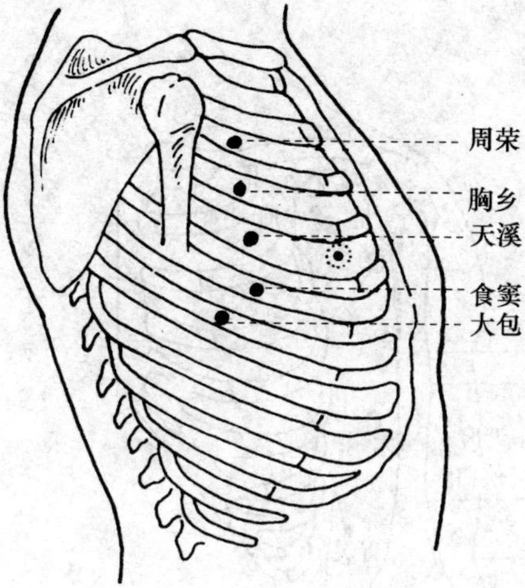
周荣
胸乡
天溪
食窦
大包

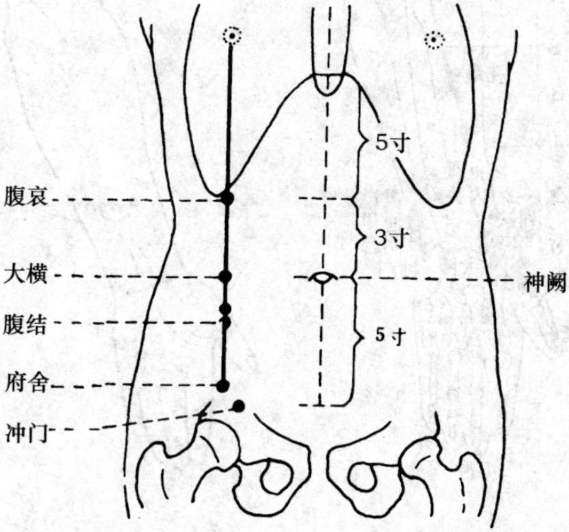
5寸
腹哀
3寸
大横
神阙
腹结
5寸
府舍
冲门

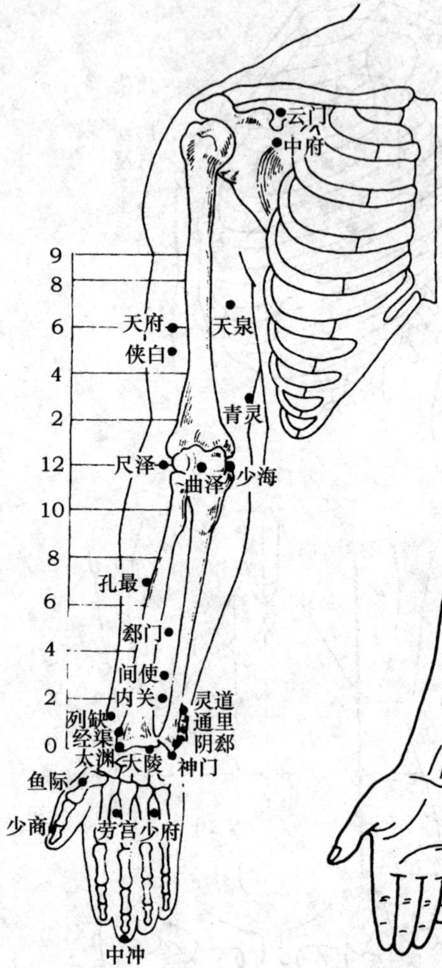
云门
中府
天府
天泉
侠白
青灵
尺泽
少海
曲泽
孔最
郄门
间使
内关
灵道
列缺
通里
经渠
阴郄
太渊
大陵
神门
鱼际
少商
劳宫
少府
中冲
9
8
6
4
2
12
10
8
6
4
2
0

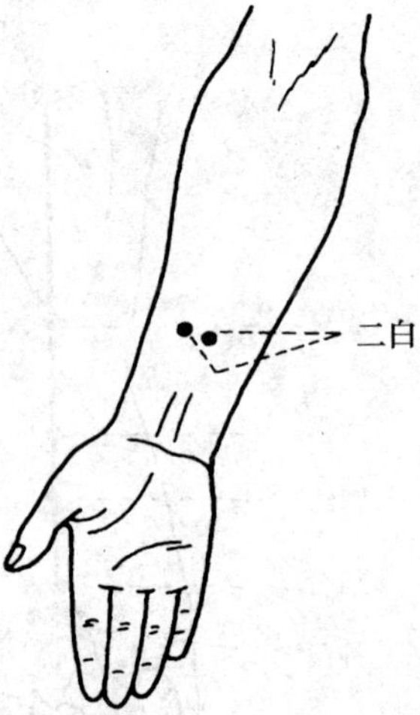
二白

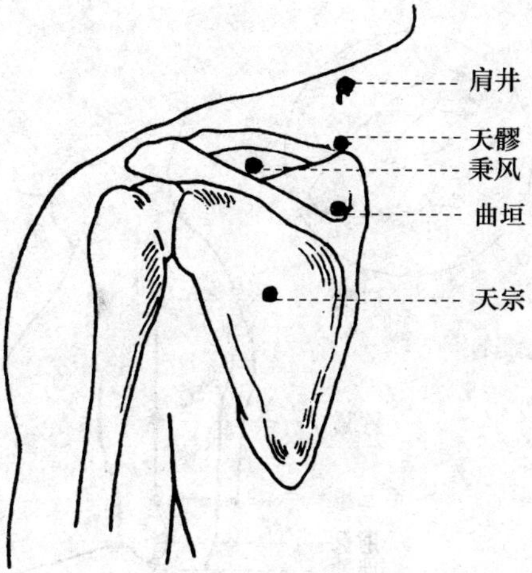
肩井
天髎
秉风
曲垣
天宗

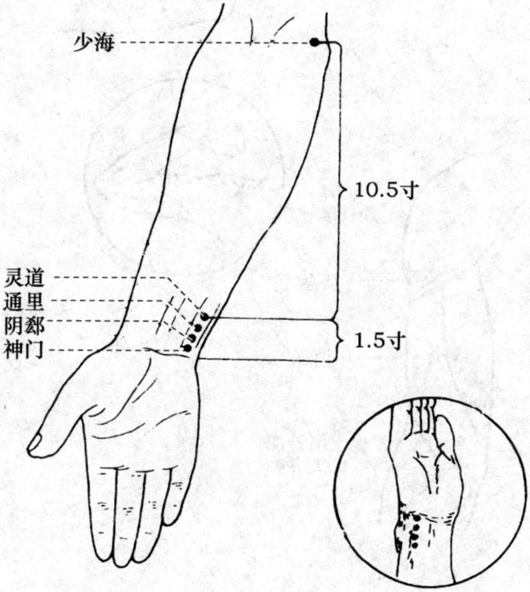
少海
10.5寸
灵道
通里
阴郄
神门
1.5寸

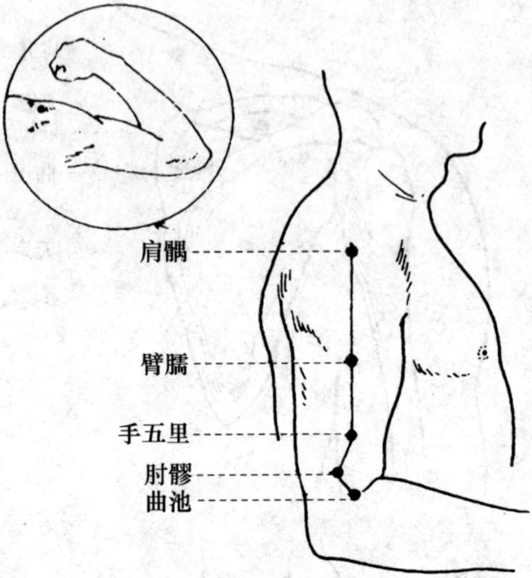
肩髃
臂臑
手五里
肘髎
曲池

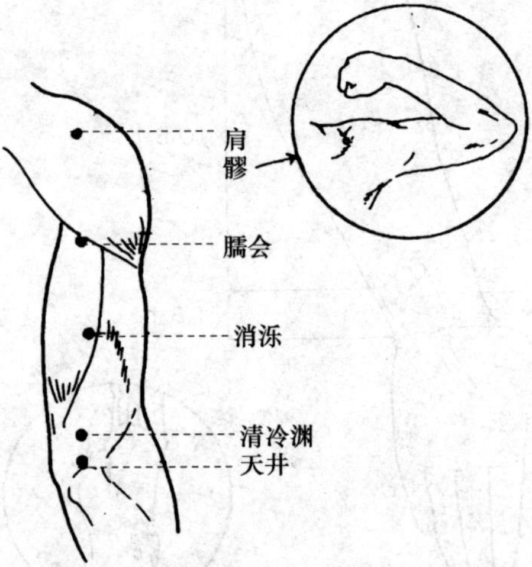
肩髎
臑会
消泺
清冷渊
天井

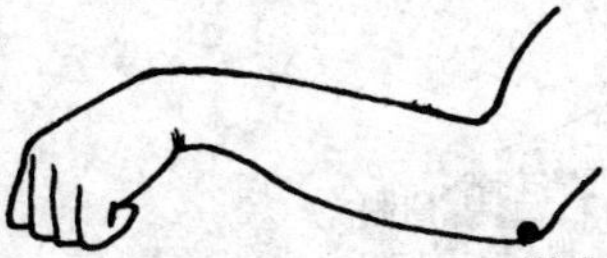
肘尖

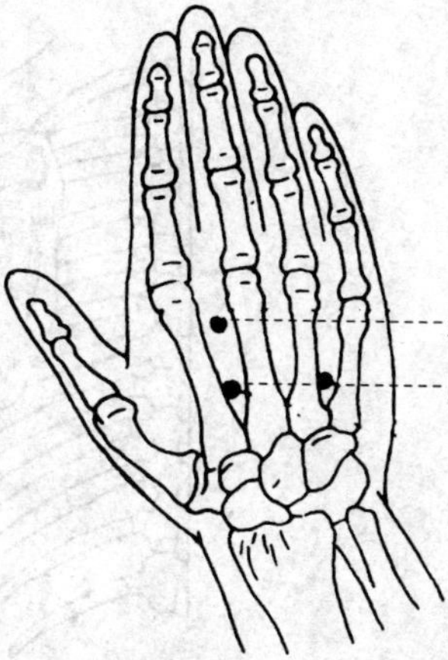
外劳宫
腰痛点

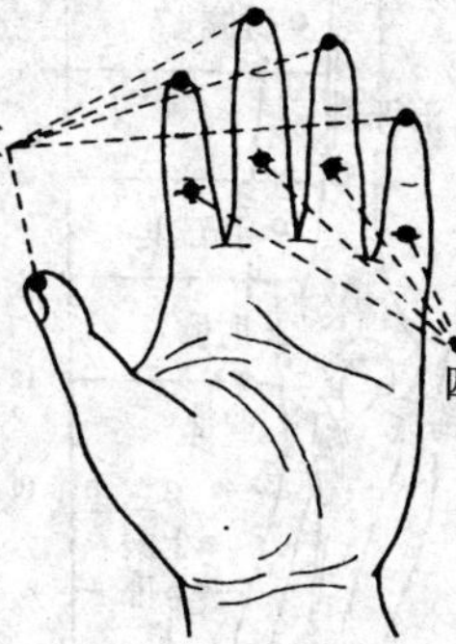
十宣
四缝

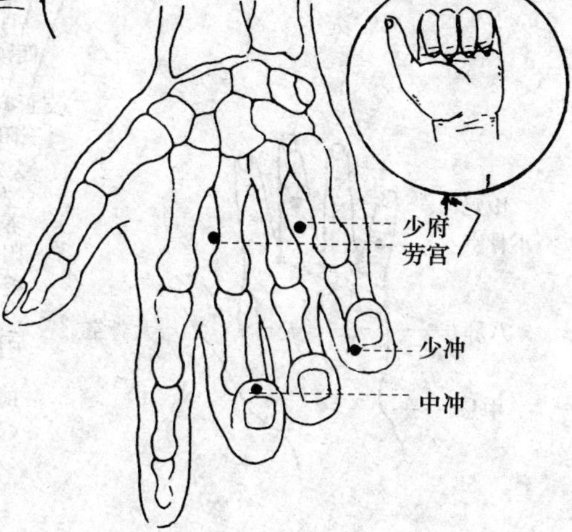
少府
劳宫
少冲
中冲

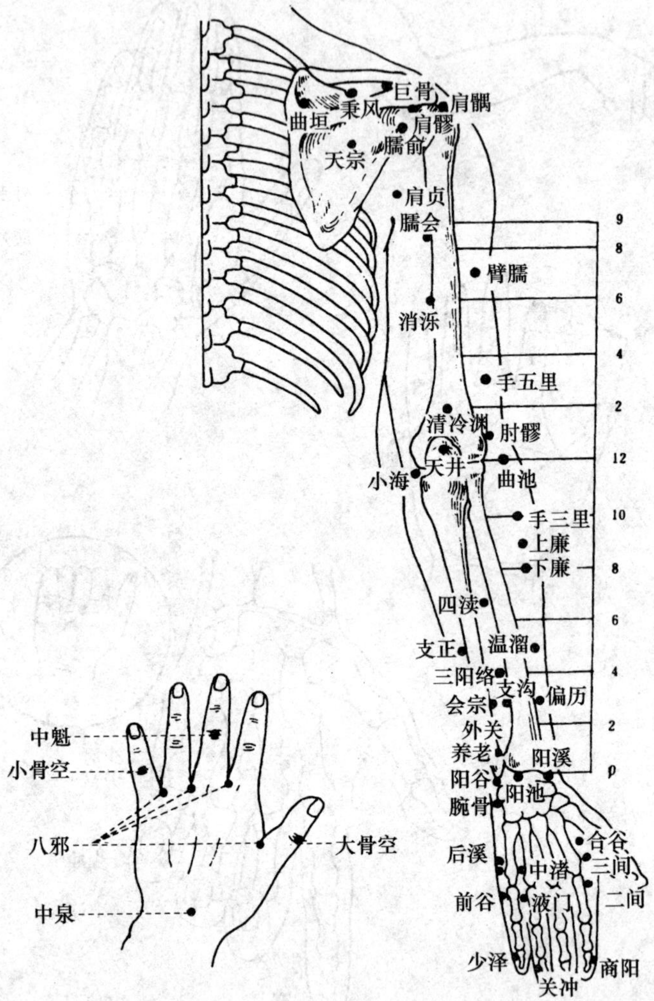
巨骨
肩髃
秉风
曲垣
肩髎
臑俞
天宗
肩贞
臑会
臂臑
消泺
手五里
清冷渊
肘髎
天井
曲池
小海
手三里
上廉
下廉
四渎
温溜
支正
三阳络
支沟
偏历
会宗
外关
养老
阳溪
阳谷
阳池
腕骨
合谷
后溪
中渚
三间
前谷
液门
二间
少泽
关冲
商阳
中魁
小骨空
八邪
大骨空
中泉
9
8
6
4
2
12
10
8
6
4
2
0

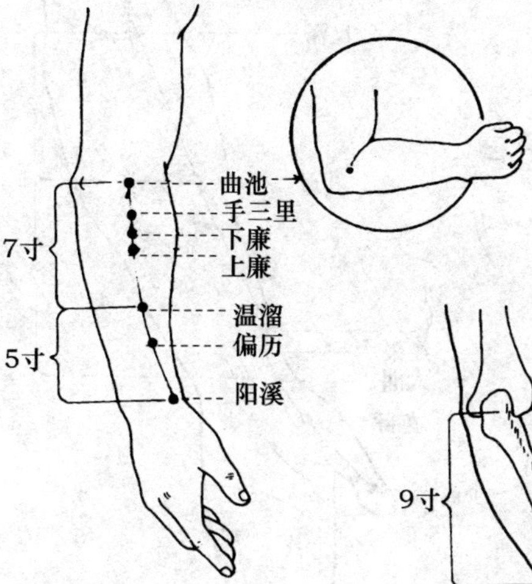
曲池
手三里
下廉
上廉
温溜
偏历
阳溪
7寸
5寸

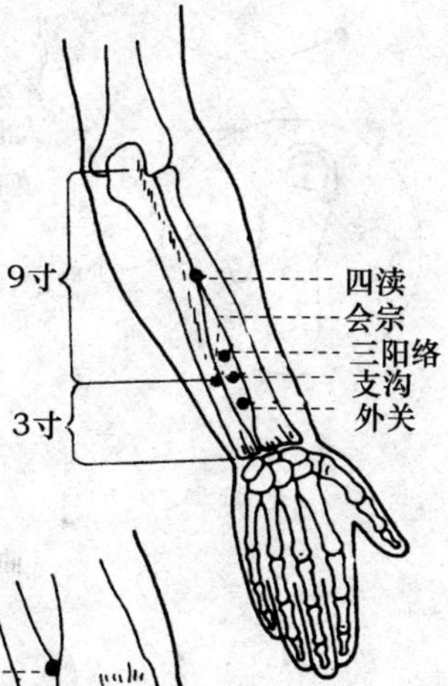
四渎
会宗
三阳络
支沟
外关
9寸
3寸

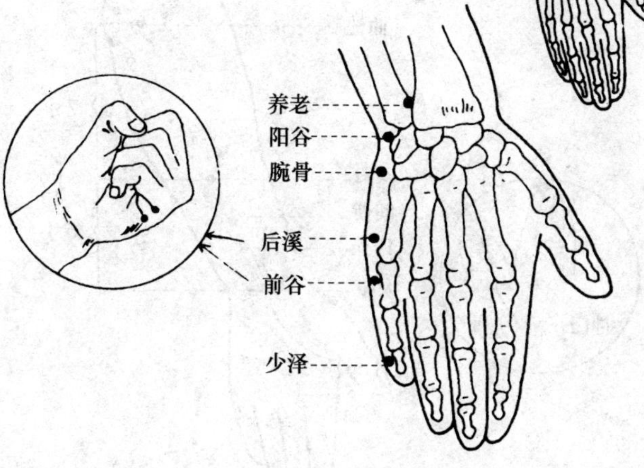
养老
阳谷
腕骨
后溪
前谷
少泽

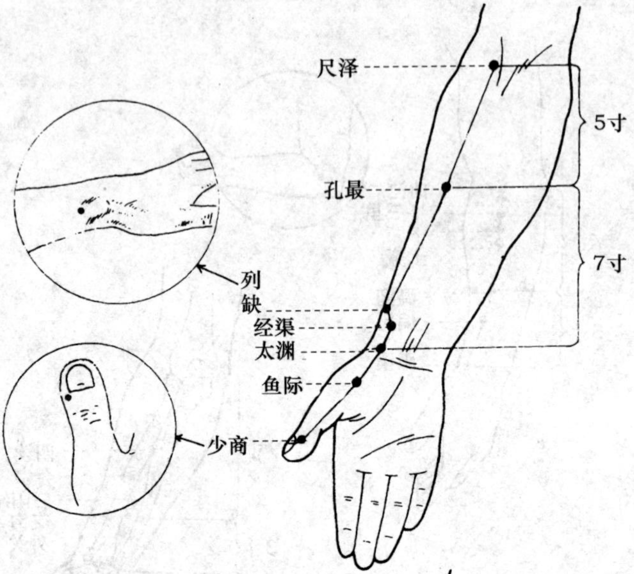
尺泽
5寸
孔最
7寸
列缺
经渠
太渊
鱼际
少商

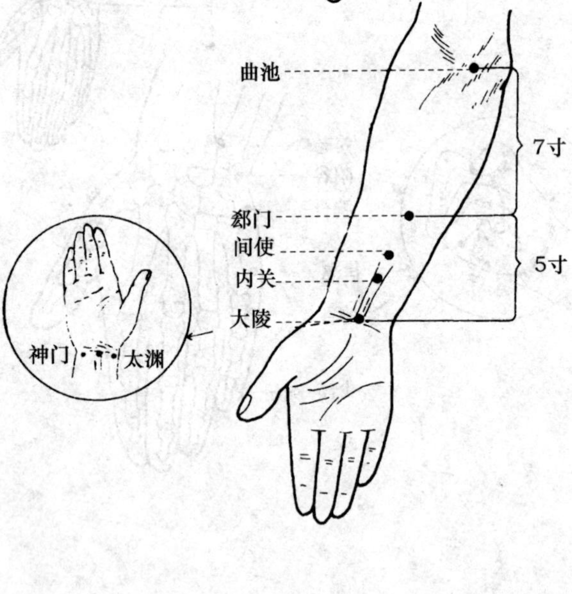
曲池
7寸
郄门
间使
5寸
内关
大陵
神门
太渊

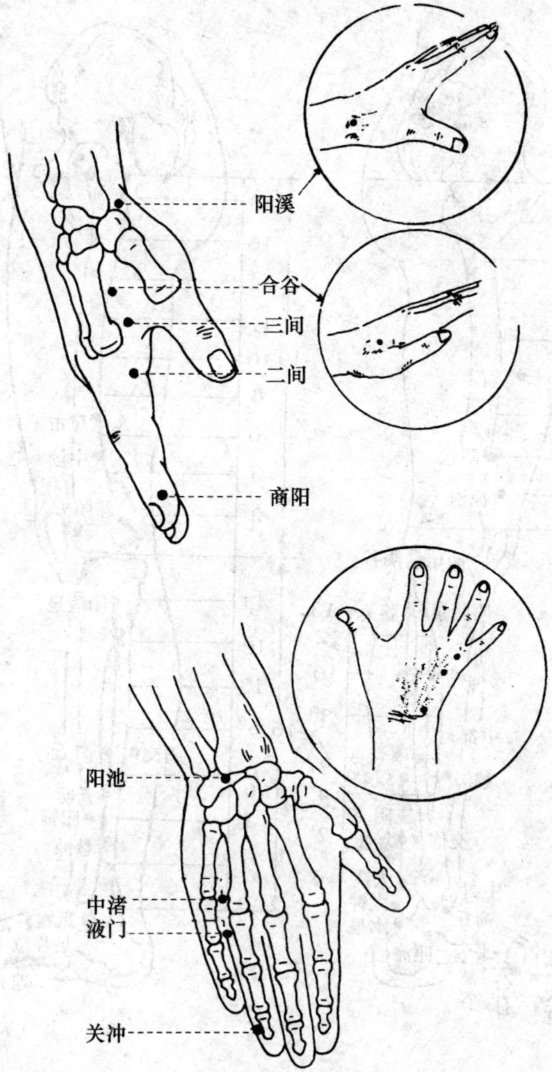
阳溪
合谷
三间
二间
商阳
阳池
中渚
液门
关冲

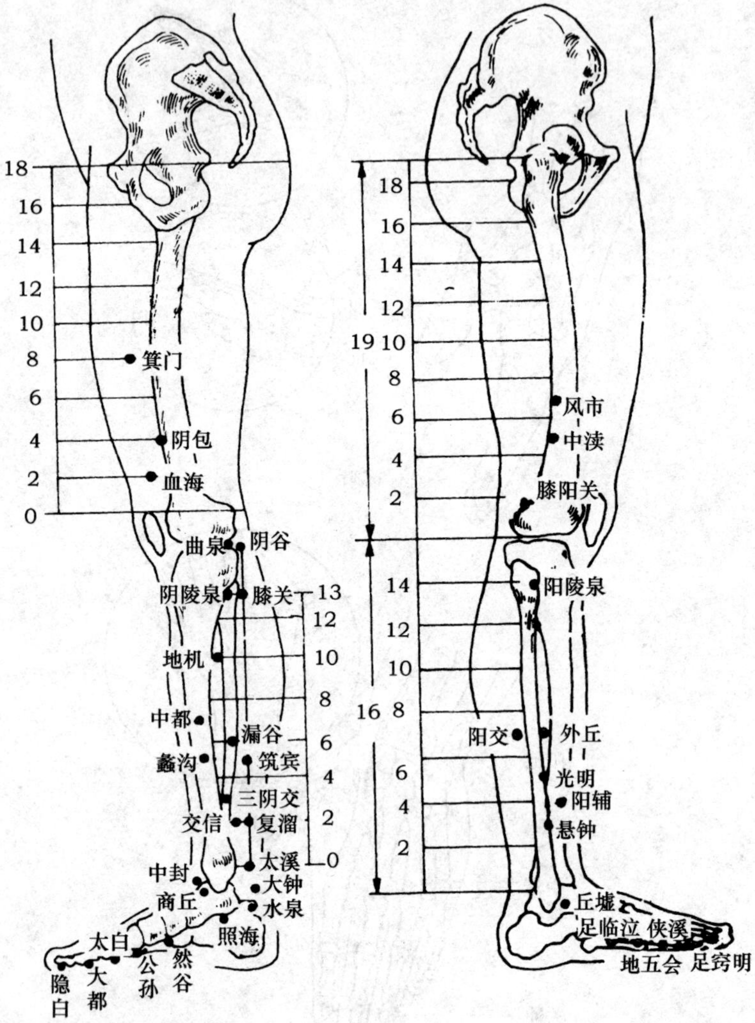
18
16
14
12
10
8
6
4
2
0
箕门
阴包
血海
曲泉
阴谷
阴陵泉
膝关
13
12
10
8
6
4
2
0
地机
中都
漏谷
蠡沟
筑宾
三阴交
交信
复溜
太溪
中封
大钟
商丘
水泉
照海
太白
公孙
然谷
隐白
大都
19
16
风市
中渎
膝阳关
阳陵泉
阳交
外丘
光明
阳辅
悬钟
丘墟
足临泣
侠溪
地五会
足窍明

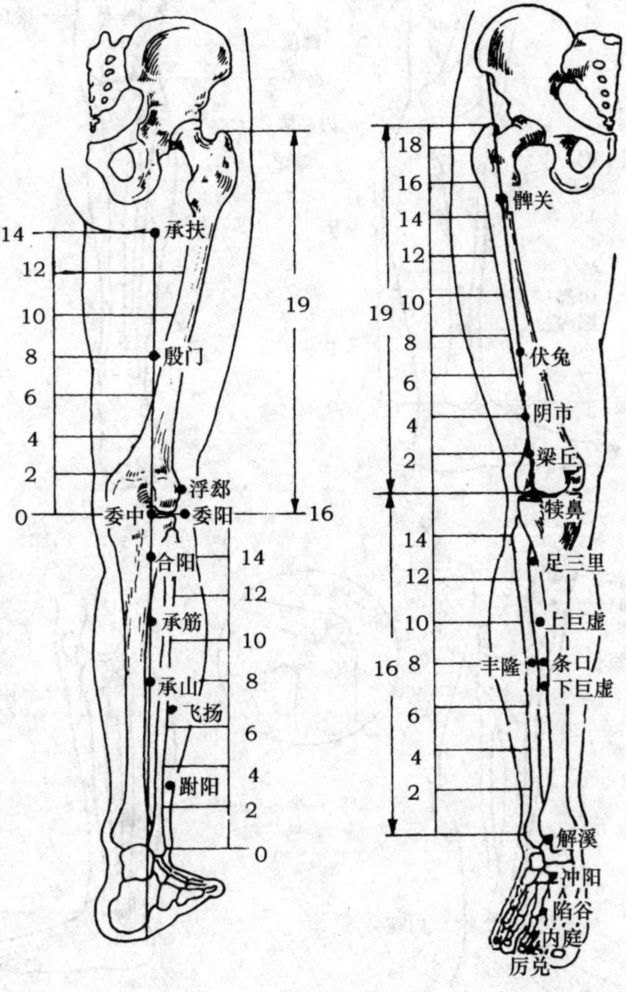

14
12
10
8
6
4
2
0
承扶
殷门
浮郄
委中
委阳
合阳
承筋
承山
飞扬
跗阳
19
16
14
12
10
8
6
4
2
0
18
16
14
12
10
8
6
4
2
髀关
伏兔
阴市
梁丘
犊鼻
足三里
上巨虚
丰隆
条口
下巨虚
解溪
冲阳
陷谷
内庭
厉兑

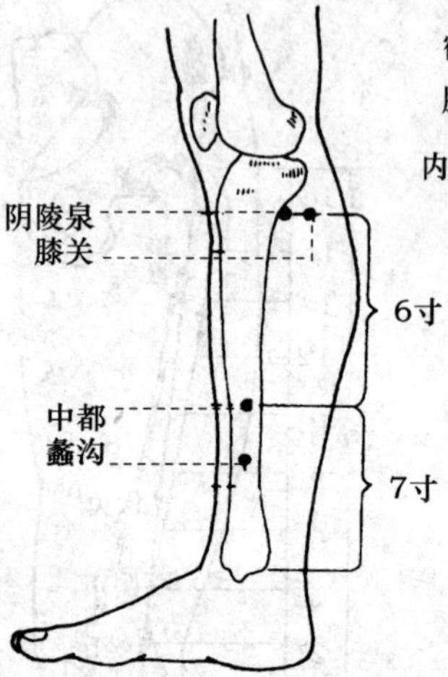
阴陵泉
膝关
6寸
中都
蠡沟
7寸

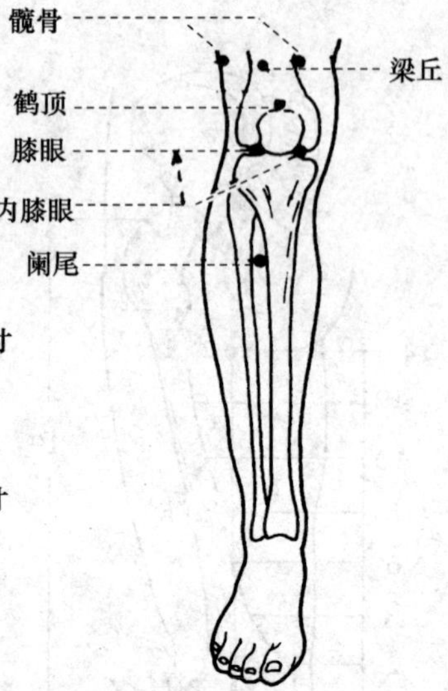
髋骨
梁丘
鹤顶
膝眼
内膝眼
阑尾

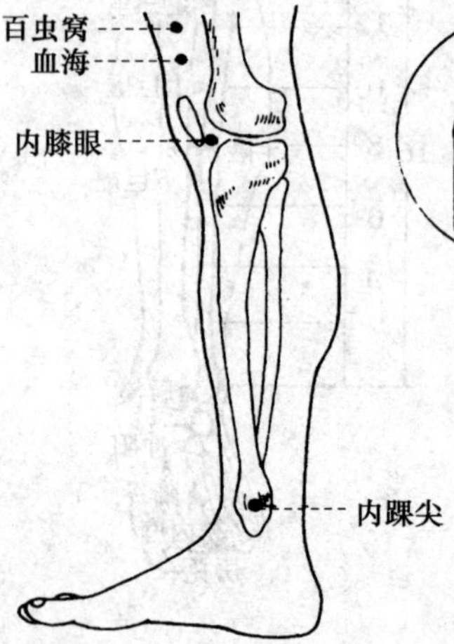
百虫窝
血海
内膝眼
内踝尖

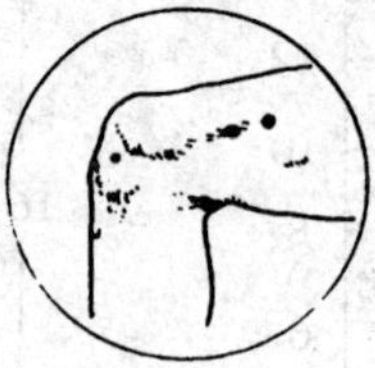

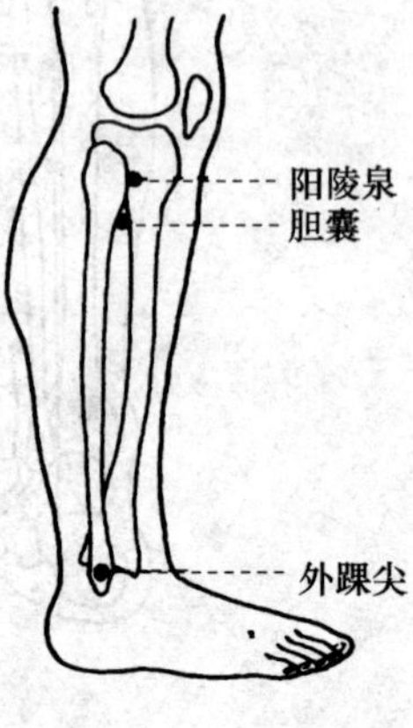
阳陵泉
胆囊
外踝尖

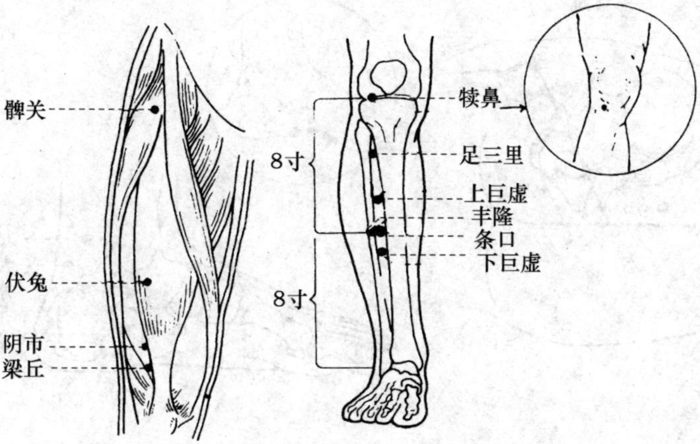
髀关
伏兔
阴市
梁丘
8寸
8寸
犊鼻
足三里
上巨虚
丰隆
条口
下巨虚

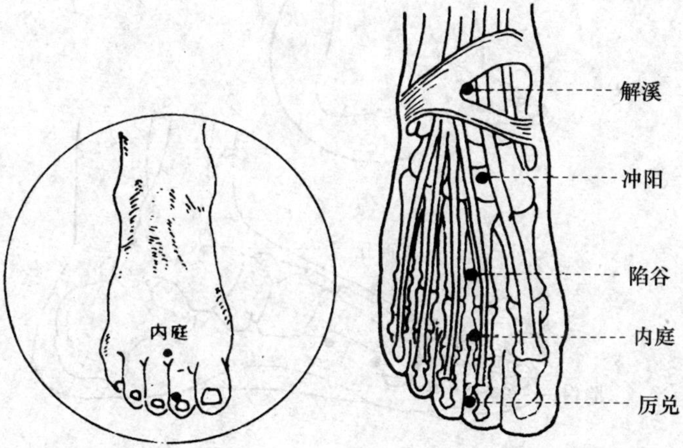
内庭
解溪
冲阳
陷谷
内庭
厉兑

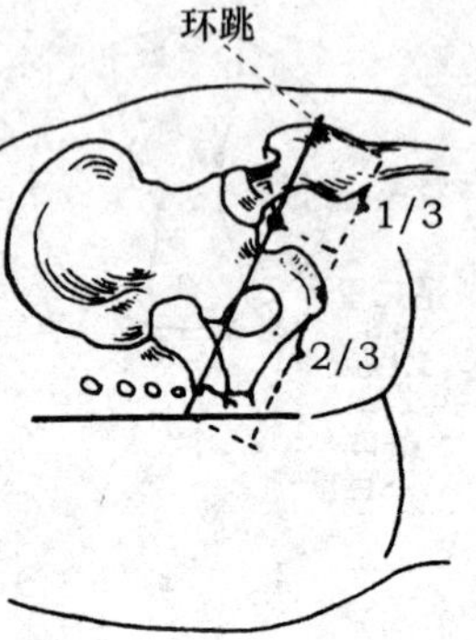
环跳
1/3
2/3

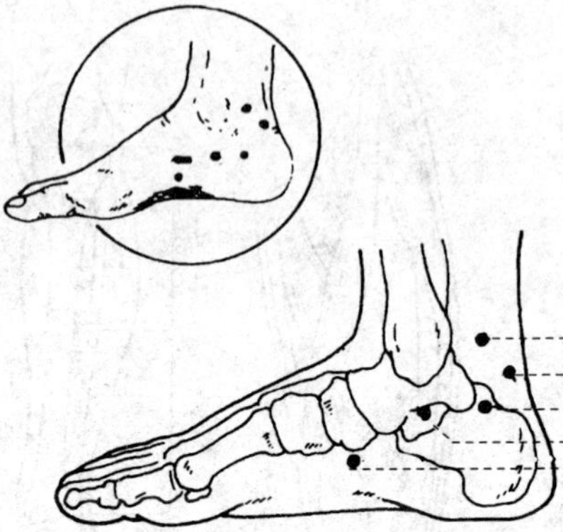
太溪
大钟
水泉
照海
然谷

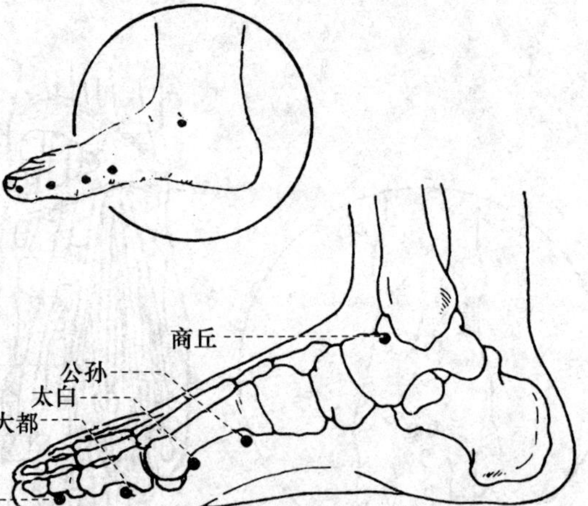
商丘
公孙
太白
大都
隐白

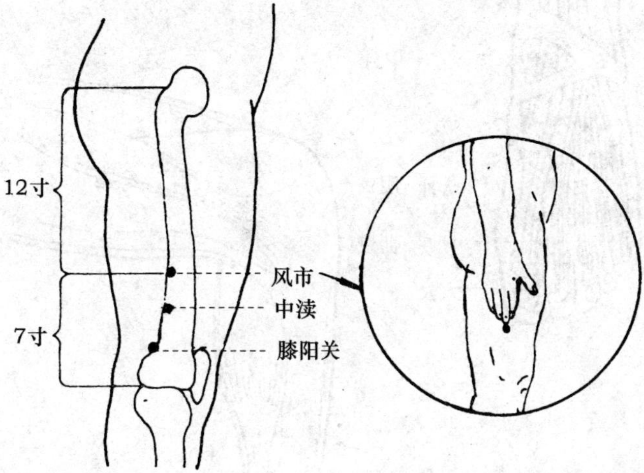
12寸
7寸
风市
中渎
膝阳关

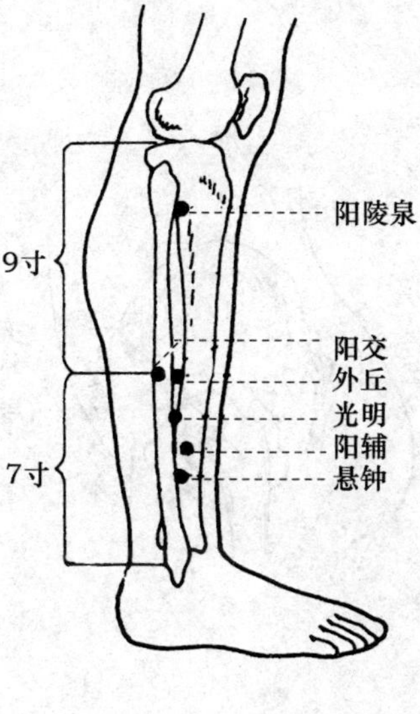
9寸
7寸
阳陵泉
阳交
外丘
光明
阳辅
悬钟

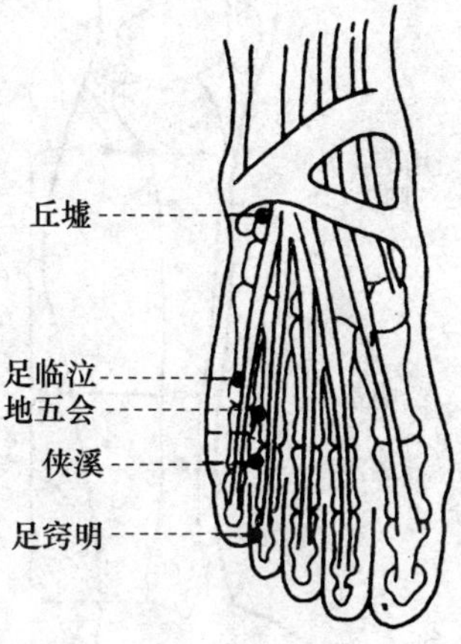
丘墟
足临泣
地五会
侠溪
足窍明

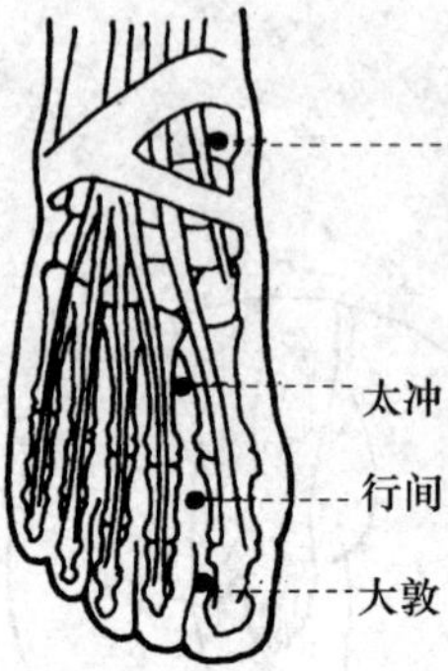
中封
太冲
行间
大敦

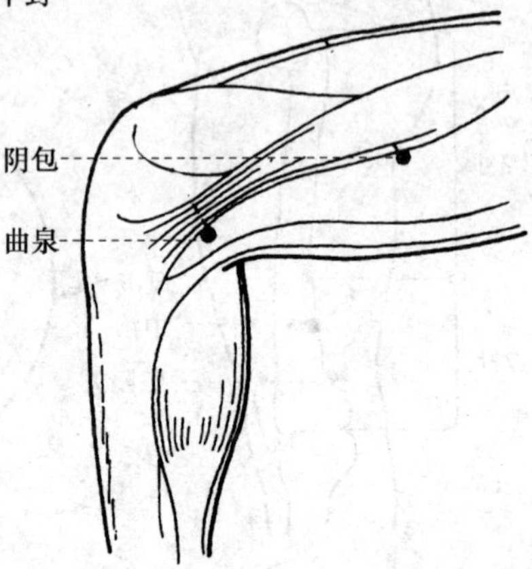
阴包
曲泉

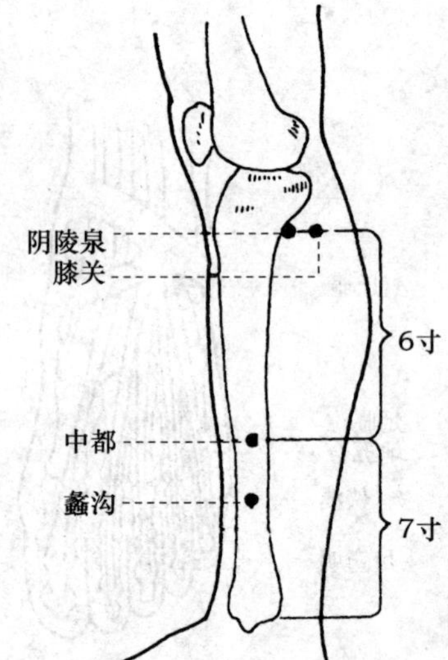
阴陵泉
膝关
6寸
中都
蠡沟
7寸

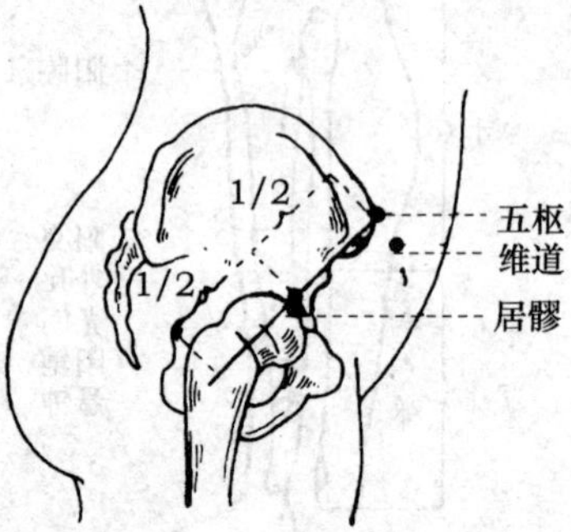
1/2
1/2
五枢
维道
居髎

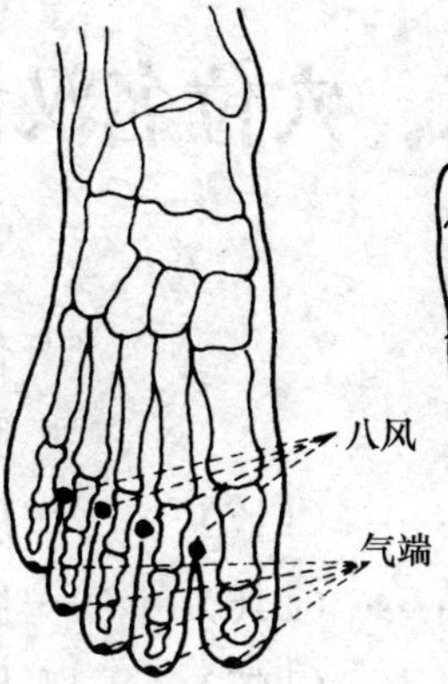
八风
气端

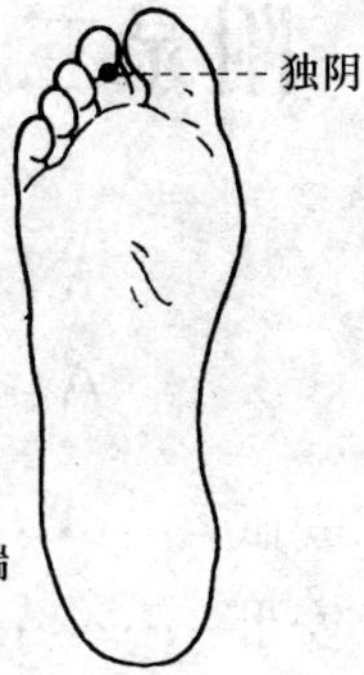
独阴

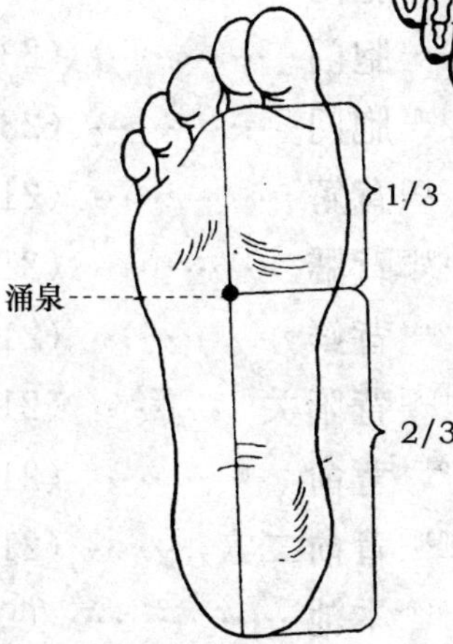
1/3
涌泉
2/3

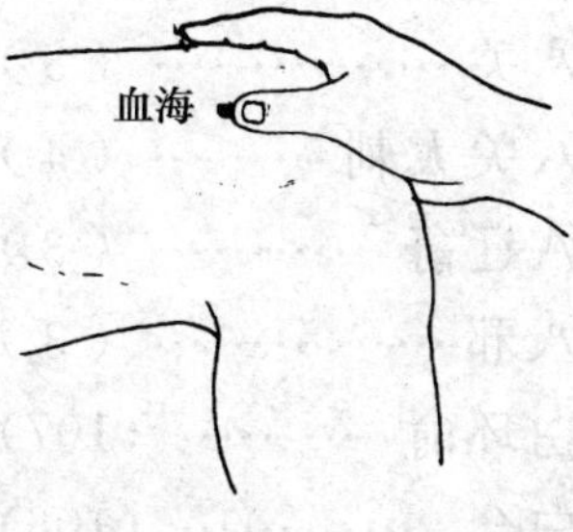
血海

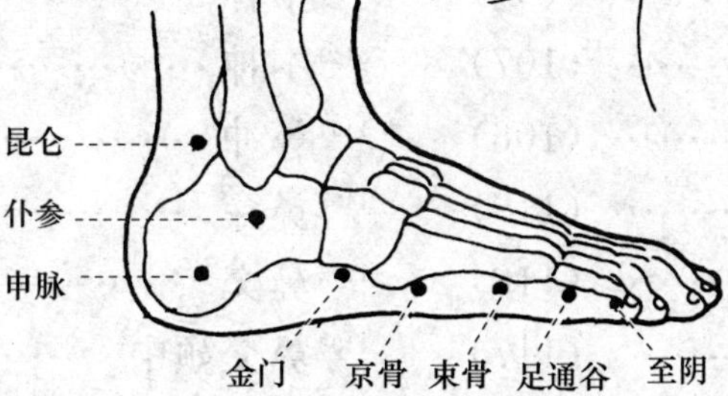
昆仑
仆参
申脉
金门
京骨
束骨
足通谷
至阴

附录二 穴位名汉语拼音索引

A

B

C

D

E

H

J

M

Q

R

S

T

W

X

Y

附录三 主要参考书目

《重广补注黄帝内经素问》王冰注，商务印书馆，1931年版
《黄帝内经素问注证发微》马莳著
《黄帝内经灵枢注证发微》马莳著
《伤寒论》
《肘后备急方》
《脉经》
《针灸甲乙经》
《黄帝内经太素》杨上善注
《备急千金要方》
《千金翼方》
《外台秘要》
《铜人腧穴针灸图经》
《太平圣惠方》
《普济本事方》
《圣济总录》
《针灸资生经》
《扁鹊神应针灸玉龙经》
《针灸大全》
《循经考穴编》
《奇经八脉考》

《针灸大成》
《类经图翼》
《针灸聚英》
《医学入门》
《普济方》
《黄帝内经明堂》
《针经指南》
《备急灸法》
《针灸全书》
《经络汇编》
《云岐子论经络迎随补泻法》
《黄庭中景经》
《针灸学》
《江西中医药》
《针灸图翼》
《医灯续焰》
《厘正按摩要术》
《史记·扁鹊仓公列传》
《医学原始》
《寿世保元》
《画墁录》
《医宗金鉴》
《针灸集成》
《针灸逢源》
《奇效良方》
《难经集注》杨玄操注　虞庶注　丁德用注

《医学纲目》
《神灸经纶》
《儒门事亲》
《医经小学》
《神应经》
《针经摘英集》
《扁鹊心书》
《东医宝鉴》
《经穴汇解》
《经穴纂要》
《医心方》
《黄帝明堂灸经》
《子午流注针经》
《针灸穴名解》
《经穴释义汇解》
《新针灸学》
《中国针灸学》承淡庵著，人民卫生出版社，1955年版
《西方子明堂灸经》
《黄帝虾蟆经》
《杨敬斋针灸全书》
《古今医统大全》
《类证活人书》
《针灸指南》
《灸法图残卷》
《中诰》

《经外奇穴汇编》
《新医疗法汇编》
《农村常见病防治手册》
《针灸腧穴索引》谢筠寿编，上海科学技术出版社，1961 年
《中医杂志》
《中医简易教材》
《江西医药》
《针灸孔穴及其疗法便览》
《腧穴学概论》
《针灸经外奇穴治疗诀》
《针灸经外奇穴图谱》
《会元针灸学》
《针灸学简编》
《小儿推拿方脉活婴秘旨全书》
《腧穴学》(教材)(天津中医学院内部教材)
《素问病机气宜何命集》
《景岳全书》
《删繁刺灸诸穴集要》
《针灸经穴学》杨维杰编著，世界图书出版公司，1993 年出版
《古法新解会元针灸学》焦会元著，北京泰山堂书店，1937 年版
《古天医统正脉全书》
《审视瑶函》
《疡医大全》

《经脉发挥》
《人镜经》
《中华医学杂志》
《青海卫生》
《芒针疗法》
《福州民间针灸经验录》
《红医针疗法》
《刺疗捷法》
《天元太乙歌》
《医垒元戎》
《外科枢要》
《重楼玉钥》
《银海精微》
《外科大成》
《针方六集》
《全国中医针灸经络学术座谈会资料选编》
《新编实用腧穴学》王玉兴，中国医药科技出版社，1999 年版
《针灸学》江苏省中医学校针灸教研组编，江苏人民出版社，版
《实用针灸学》李文瑞等编著，人民卫生出版社，1982 年版
《中华针灸学》赵尔康编著，中国书店，1987 年版
《针灸穴名释义》周楣声著，安徽科技出版社，1985 年版
《中国针灸穴位通鉴》王德琛著，青岛出版社，

1994 年版

《经穴图考》

《灸法医学研究（附录）》原志免太郎著，中华书局，1933 年出版

《常用新医疗法手册》广州军区后勤部卫生部，1970 年版

《浙江中医杂志》

《哈尔滨中医》

《中级医刊》

《新医疗法手册》

《中医研究工作资料汇编》（第一辑）

《中医临床新编》

《癸辛杂识》南宋，周密著

《新中医药》（1957 年）

《中华外科杂志》（1959 年）

《常用经穴解剖学定位》